沪上中医名家养生保健指南丛书

总主编 施杞 执行总主编 李其忠 黄琴峰

常见骨伤疾病的中医预防和护养

主编 施杞 执行主编 胡志俊

U0276583

上海市老教授协会
上海中医药大学老教授协会 编著

复旦大学出版社

弘揚名家養生之道

服务人民健康事业

賀《沪上中医名家养生保健指南丛书》出版

陳凱先 二〇一三年 九月

發揚中華文明精髓

發展中國特色養生

賀《滬上中醫名家養生保健指南(五)》出版

湯釗猷

二〇一三年
九月

健康来自科学的生活方式

复旦大学上海医学院内科学教授　杨秉辉

2013.9.

常见骨伤疾病的中医预防和护养
编委会

主　　编　施　杞

执行主编　胡志俊

副 主 编　程少丹　唐占英

编　　委　（按姓氏拼音排序）

程少丹　高　旸　胡志俊　施　杞

唐占英　叶秀兰

Foreword

序1

　　"人民身体健康是全面建成小康社会的重要内涵,是每一个人成长和实现幸福生活的重要基础。"这是习近平总书记在会见全国体育界先进代表时的讲话,说明健康对个人和社会的重要性。

　　《沪上中医名家养生保健指南丛书》是上海市老教授协会和上海中医药大学老教授协会经过协商、策划而编著的一套系列丛书,本丛书的出版得到了李从恺先生的大力支持。本丛书的总编施杞教授曾多次获得国家级、上海市科技进步奖,也曾获得"上海市劳动模范"、"上海市教书育人楷模"等荣誉称号,是德高望重的著名中医学家、上海市名中医,在中医临床上积累了丰富的经验;两位执行总主编也都有着深厚的中医学术功底和科普著作编著经验;各分册主编都是具有几十年临床经验的中医资深专家,在无病先防、有病早治和病后调养等方面都有独到而卓有成效的方法。专家们也感到,由于优质医疗资源的缺乏,每次门诊人数较多,而无法给病人解答更多的疑问,在防病和自我保健上也无法讲深讲透,因此冀望通过编著科普书籍来缓解这一矛盾。在编写过程中,他们结合现代医学知识对疾病进行分析,更重要的是把中医千百年来的实践和知识穿插其中;既考虑权威性,又考虑大众化;既继承了中医名家的经验,又奉献了自己的临证心得，体现了原创性。他们撰写认真，几易其稿，将本丛书和许多其他的养生书籍区别开来，以期正本清源，更好地为人民健康服务。

"人生百岁不是梦"，但要靠自己对身体的养护和医护人员的帮助。由于非医务人员在医学知识和技能上的缺乏，建议生病之后要到正规医疗场所治疗，因此本丛书没有把治疗疾病列为重点篇幅，重点在未病先防和病后调养上。书中既有大量的食疗知识，又有简单的草药使用，还有一些健身方法，可供普通民众自我预防、调养和护理，非常实用。

本丛书将学术、临证经验和科普写作方式准确地揉合在一起，相信在防病和病后调养中能给普通民众提供更多的便利，使全民的健康水平得到提升。

王生洪

2013 年 10 月

Foreword

序 **2**

　　近年来,随着民众物质生活水平的大幅提高,养生保健意识亦随之日趋增强。当人们衣食无忧之后,对自身的健康、自身的生命会格外珍视,古今中外,无不如此。可见,对养生保健的重视程度,是一个群体、一个地区,乃至一个民族富裕程度和文明程度的晴雨表。然而,伴随"养生热"的兴起,充斥市场的养生药物、养生食材、养生书籍、养生讲座、养生会所等也乱象丛生,良莠不齐,令人无所适从,这一现象已引起政府和民众的高度关注。有鉴于此,广大民众热切企盼中医药学各专业领域的著名老专家、老教授发出他们的声音。上海中医药大学老教授协会及上海市老教授协会协同复旦大学出版社,策划、编撰、出版本系列丛书,正是为了顺应这种社会需求和时代潮流。

　　早在中医药学的经典著作《黄帝内经》就告诫从医者:追求健康长寿,是人之常情。医生应该向患者指出疾病的危害性,使患者认真对待疾病;医生应该告诉患者疾病的可愈性,以增强其战胜疾病的信心;医生应该告诉患者如何治疗疾病和病后护养,重视患者在疾病防治过程中的主体作用;医生应该设法解除患者的消极情绪,以减轻患者的心理压力。医生的这种解释和劝慰,即便是不甚明了医理的人,也没有不听从的。时隔两千多年,《黄帝内经》的这段话语,依然是我们医生责无旁贷的天职所在。

本系列丛书的各分册主编，均为沪上中医药学界资深教授、名老中医。他们凭借丰厚的学术底蕴、丰富的临证经验、丰满的编撰热情，组织相关团队，历经年余，几易其稿，其撰著态度之认真、内容取舍之严谨、遣词用句之精致，绝不亚于学术专著的撰写。

本系列丛书共计12分册，内容遍及中医内科、中医外科、中医妇科、中医肿瘤、中医骨伤科、中医耳鼻咽喉科等。每分册以常见病证为篇名，首先简要介绍疾病概况，包括临床表现、诊断依据、致病原因、常规治疗及预后转归等中西医知识。其次着重介绍养生指导，包括发病前预防和发病后养护两部分：前者针对常见病证的发病原因，如感受外邪、卫表不固、情志内伤、饮食失调、起居不慎、禀赋亏虚等，提出预防该病证的具体措施与方法；后者针对该病证的主要临床表现、发病过程及预后转归等，提出有针对性的护养措施，如药物护养、情志护养、起居护养、饮食护养、运动护养、按摩护养等内容。

本系列丛书的编写原则通俗易懂，深入浅出；侧重养生，突出实用；力求权威性与大众化结合，做到以中为主，中西并述。

上海中医药大学老教授协会会长 施杞

2013 年 10 月

Preface

前　言

　　骨伤疾病书籍浩如烟海,从权威性专著到实用手册,从经典教科书到科普读物汗牛充栋。广大临床医师饱读这些书籍后在临床实践中不断总结归纳,使骨伤学科得到较快发展,骨伤疾病得到及时正确的救治。总体来看,骨伤疾病以退变性疾病居多。创伤导致的骨关节骨折脱位等损伤在急诊处理或择期手术或系统的保守治疗之后,所谓治愈也是相对而言的,很难达到完全彻底的恢复,总会或多或少留下不同程度的后遗症,这又加速了骨关节退变的进程。从养生康复角度来看,注重养生,保护骨关节,不仅能减少骨关节退变性疾病的发生率,也能为该类疾病的治疗取得较满意效果奠定良好的基础。康复医学兴起于 20 世纪 30 年代,当时正值第二次世界大战期间,战争产生大批的骨关节伤残患者,促进了康复医学的形成及发展。现今,经济发展,人们物质生活日渐改善,希望能有更好的健康体质和生活质量,但骨关节退变是一个不可逆转的生理病理进程,应用常规医疗思维和手段难以达到人们延缓骨关节衰老的愿望。因此,要求人们注重平时的养生保健,不仅可延缓组织退变和提高治疗效果,还可减少疾病发生,提高生活质量。然而,康复养生不是一朝一夕的事,需要长期甚至终身坚持。从这个角度讲,患者自己掌握这些养生康复的知识和手段显得更加重要。正是基于这种客观需求编写了这本《常见骨伤疾病的中医预防和护养》,希望能够使年轻医师和骨伤患者及中老年人得到一些骨关节保护疗养的知识,有利于对骨关节的保护从早做起,长期坚持,从而达到最佳的养生和治疗效果。

本书针对骨关节常见的骨折脱位和退变性疾病,首先介绍疾病概况,使读者对该病有一个大概认识,了解其病因、发病规律及治疗概况。康复养生指导部分则着重介绍人们在日常生活中就可以施行的起居、饮食、情志、锻炼及自我按摩等方法。其中,中药熏蒸方和施氏十二字养身功及整颈三步九法是我们临床实践的结晶,有很好的康复保健作用。

本书执行主编胡志俊博士系上海中医药大学附属龙华医院康复医学科主任,多年来从事骨伤疾病中医康复养生方向的医疗、教学和科研工作,颇有造诣。本书其他编委也均是该团队的业务专家和骨干。全书以中医康复养生为重点，同时结合现代医学骨关节疾病防治的相关知识，以病为单元进行综合系统阐述，是一本科普不脱离专业的养生著作。

施杞

2013 年 10 月

Contents

目　录

沪上中医名家养生保健指南丛书

第一章
骨折概述

一、认识骨折

　　骨折在日常生活和劳动中是经常遇到的问题。但究竟什么叫骨折? 许多人并不很清楚。有人认为骨头断了就叫骨折,其实不然。有的人仅仅是骨里面的骨小梁发生断裂,表面看不出骨折;甚至医师看 X 线片时也说没有骨折,患者照常走路,终使骨折处慢慢分开,甚至造成完全错位。这种本来可以很容易早期发现、治疗,而且预后很好的骨折,由于患者的侥幸心理、医师的诊查疏忽,给治疗带来很大的困难,甚至致患者终身残疾。

　　此外,小孩的骨骺分离也叫骨折,老年人易患的或者各种原因引起的骨质疏松,导致椎体压扁,也叫骨折。因此,在日常生活中,一定要警惕骨折的发生,尤其在老年人中更应注意。不要在还没有搞清楚有无骨折的情况下,就去找人推拿、按摩,造成骨折错位,带来不良的后果。

　　最好是先去医院拍摄 X 线片,若医师不能肯定有无骨折时,暂时不要活动。2 周后再做 X 线摄片复查,因为有的细小骨折,需要 2 周后才能在 X 线片上看清楚。

　　医学上说的骨折为骨或骨小梁的连续性中断;或者说在遭受一定强度外力后,致使骨的完整性部分或完全断裂。患者常为一个部位骨折,少数为多发性骨折。骨折不幸发生后,如果能以积极的态度求医,经及时恰当处理和后期诊治,加上家庭养护

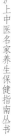
沪上中医名家养生保健指南丛书

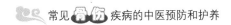

及必要的功能锻炼,多数患者能恢复原来的功能,只有少数患者可能留有不同程度的后遗症。

二、骨折的病因与发病机制

骨折的发病原因多种多样,通常情况下可以分为主因和诱因两个方面。

1. 主因

（1）直接暴力

骨折发生在暴力直接作用的部位,如打伤、撞伤及火器伤等。多为开放性骨折,软组织损伤常较重。

（2）间接暴力

骨折距暴力接触点较远。大多为闭合性骨折,软组织损伤较轻。例如,走路不慎滑倒时,以手掌撑地,根据跌倒时上肢与地面所成的不同角度,可发生桡骨远端骨折、肱骨髁上骨折或锁骨骨折等。

1）挤压作用　身体自高处跌下,与地面接触。如足部着地,暴力集中作用于脊柱或跟骨等,可发生脊柱及跟骨压缩性骨折。

2）折断作用　跌倒时,如手掌着地,通过传导（或杠杆）作用,依不同角度及各部承受力量的大小,可发生不同的上肢骨折,如桡骨下端及肱骨髁上骨折等。

3）扭转作用　如肢体一端被固定,另一端被强力扭转,可发生骨折。如一足突然踏进坑内,身体因行进的惯性继续向前,在踝部形成扭转力量,可引起踝部骨折。

4）肌肉收缩　肌肉强力收缩,在肌内附着处发生骨折。如踢足球或骤然跪倒时,股四头肌猛烈收缩可发生髌骨骨折,肱三头肌牵拉可导致尺骨鹰嘴骨折。

2. 诱因

（1）与疾病关系

全身及局部的疾病,可使骨结构变脆弱,较小的外力即可诱发骨折,称为病理性骨折。

1)全身性疾病 如软骨病、维生素 C 缺乏(坏血病)、脆骨症、骨软化症等。

2)局部骨质病变 如骨髓炎、骨囊肿、骨肿瘤等。

(2)积劳性劳损

长期、反复的直接或间接暴力(如长途行走),可集中在骨骼的某一点上发生骨折,如第 2、3 跖骨及胫骨或腓骨干下 1/3 的疲劳骨折。骨折无移位,但愈合慢。

(3)与年龄关系

骨折与年龄也有一定的关系,儿童骨质韧性大而强度不足,易发生青枝骨折;老年骨质疏松,脆性大,加上年龄大,行走协调性差,易发生克雷(Colles)骨折及股骨颈骨折,且骨折后不易愈合。

三、骨折的常用检查方法及诊断

骨科常用检查方法,包括物理学检查及 X 线摄片检查。

1. 物理学检查的基本方法

(1)望诊

又称视诊,是利用视觉在适合的光线(自然光)下,观察有无黄疸、发绀、出血点、皮疹等。检查时要充分暴露被检查部位,必要时还要暴露对侧的相应部位,作为对比。

1)全身情况 观察患者的一般健康状况,营养,发育,意识状态,面色,面容及表情,体形,皮肤色泽,出汗程度,毛发分布,有无色斑、丛毛、静脉怒张等。

2)局部观察 从不同的角度(前面、后面、侧面)观察患者在不同体位(站立、坐位、平卧、侧卧等)下两侧是否对称,脊柱生理弯曲是否改变,肢体的力线、夹角等。

(2)触诊

是医师用手的感觉进行检查的一种方法。在运动系统中,主要对骨、关节、肌肉、肌腱、韧带触诊。特别注意压痛和肿块的位置、形态、深度、大小、质地、压痛、表面、波动、震颤、搏动与周围组织的关系及移动度的感知。触诊时,应先由健侧向病变区逐一触诊,由病变外周向病变中央区逐步触诊。

(3) 叩诊

用手叩打患者身体的某个部位,使之振动而产生声响,根据声响的特点来判断该部位脏器的物理状态和病变性质。

1) 局部叩击　检查时,局部叩击引起疼痛,常说明病变位置比较深。

2) 纵轴叩击痛　沿肢体纵轴叩击,受伤部位出现疼痛,提示可能有骨折。

(4) 听诊

直接用耳或利用听诊器来听取被检查的器官或组织发出的声音,分为直接听诊法和间接听诊法。骨擦音,即摩擦骨折端时发出粗糙的摩擦音。

(5) 嗅诊

是利用鼻的嗅觉来辨别被检查者呼出或身上散发出来的气味,如不同病原微生物感染时伤口发出的气味。

(6) 动诊

是通过被检查者主动或被动活动情况来观察影响关节活动的各种组织功能及病变情况。检查时应结合听诊。肢体活动时发出异常声音并伴有症状时,诊断意义较大。关节运动检查时要与对侧进行比较。关节运动的特点表现为运动的灵活性和稳定性。关节的动诊检查分为主动运动和被动运动。

(7) 量诊

是利用工具测量肢体的长度和周径、关节的活动范围、肌力和感觉障碍区。

2. X 线摄片检查

X 线摄片检查对骨折的诊断和治疗具有重要价值,凡疑为骨折者应常规进行 X 线摄片检查,可以显示一些难以发现的不完全骨折、深部骨折、关节内骨折和小的撕脱性骨折等。即使对那些明显有骨折者,X 线摄片检查也是必要的,可以帮助了解骨折的类型和骨折端移位情况,对骨折的治疗具有指导意义。骨折的 X 线摄片检查一般应拍摄包括邻近一个关节在内的正、侧位片,必要时应拍摄特殊位置的 X 线片。如掌骨和跖骨拍摄正位及斜位片,跟骨拍摄侧位和轴心位片,腕舟骨拍摄正位和蝶位片。有些时候不易确定损伤情况时,尚需拍摄对侧肢体相应部位,以便进行比较。值得注意的是,有些轻微的裂缝骨折,急诊拍片未见明显骨折线但临床症状较明显者,伤后 2 周拍片复查。此时,骨折端的吸收常可出现骨折线,如腕舟骨骨折。

四、中医学对骨折的认识

在中医学中,骨折称为"伤骨",分为骨折和脱位两类。

1. 骨折

古称"折骨"。指骨骼的完整性或连续性发生部分或完全的断裂。根据损伤的程度不同,可分为骨损、骨裂、骨短、骨碎4 种。

1）骨损　指骨表面的骨膜或皮质骨遭受损伤,但未发生骨裂变者。诊断主要依据骨表面的敏感压痛,X 线摄片一般难以显示。

2）骨裂　指骨骼只出现裂缝而未完全断裂者,即骨的连续性部分遭受破坏。裂缝骨折、青枝骨折多属此类损伤。

3）骨断　凡骨骼折断成两段者,称为骨断。根据折断的形状又有横断型、斜型、螺旋型、劈裂型等。骨折后其连续性完全中断。

2. 脱位

古称"脱臼"或"脱骱"。上下骨相合处有臼、有杵,脱臼是指伤后杵骨位置改变而脱离其窠臼者。亦即损伤后,使关节内各

沪上中医名家养生保健指南丛书

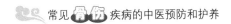

骨关节面相互之间失去正常关系,多引起功能障碍。根据受伤的程度,可分为全脱位、半脱位、中心性脱位和骨错缝4种。

1)全脱位 指杵骨完全离臼,即组成关节的各骨端关节面完全脱出,失去正常的对合关系。根据脱出的方向,可分为前脱、后脱、上脱、下脱、内侧脱或外侧脱等。

2)半脱位 指组成关节的各骨关节面仅部分脱离原位者。

3)中心性脱位 指杵骨穿破臼底,从底脱出关节,可见于髋关节。此种脱位常并发臼底骨折。

4)骨错缝 指一些微动关节,如颈腰骶髂关节等受伤后,关节面错缝或关节滑膜嵌顿等。

五、骨折的常见并发症和主要后遗症

骨折的常见并发症包括早期并发症和晚期并发症。

1. 早期并发症

(1)休克

多属于创伤性休克,是严重创伤、骨折引起的大出血或重要器官损伤所致。

(2)脂肪栓塞综合征

是由于骨折处髓腔内血肿张力过大,骨髓被破坏,脂肪滴进入破裂的静脉窦内,引起的肺、脑脂肪栓塞。所以临床上长骨骨折患者可能伴发脂肪栓塞,出现呼吸功能不全、发绀,X线胸片示广泛性肺实变,动脉低血氧可致烦躁不安、嗜睡,甚至昏迷死亡。

(3)重要的内脏器官损伤

1)肝、脾破裂。

2)肺损伤。

3)膀胱和尿道损伤 骨盆骨折可损伤后尿道和膀胱,引起尿外漏,下腹部和会阴疼痛、肿胀,以及血尿、排尿困难。

4)直肠损伤 骶尾骨骨折可能刺破直肠,出现下腹部疼痛

和直肠内出血。

(4) 重要周围组织损伤

1) 重要血管损伤 较多见的有股骨髁上骨折的远端致腘动脉损伤,胫骨上段骨折可致胫前或胫后动脉损伤,伸直型肱骨髁上骨折的远端致肱动脉损伤。

2) 周围神经损伤 肱骨中、下 1/3 交界处骨折损伤桡神经,腓骨颈骨折易损伤腓总神经。

3) 脊髓损伤 多发生在颈段和胸腰段脊柱骨折、脱位时,可以出现损伤平面以下不同程度的瘫痪,甚至终身残疾。

(5) 骨筋膜室综合征

由骨、骨间膜、肌间隔和深筋膜形成的骨筋膜室内肌肉和神经,因急性缺血而产生的一系列早期综合征。常由其室内内容物体积增加或外包扎过紧,局部压迫使骨筋膜容积减少而导致骨筋膜室内压力增高所致。筋膜室内的肌肉、神经组织缺血有以下 3 个不同的发展阶段。

1) 濒临缺血性肌挛缩 这是缺血早期,及时处理恢复血液供应后,不发生或仅发生极少量肌肉坏死,可不影响肢体功能。

2) 缺血性肌挛缩 较短时间的完全缺血或程度较重的不完全缺血,在积极恢复血液供应后,有大部分肌组织坏死,尚能由纤维组织修复。但因瘢痕挛缩而形成特有的畸形,如爪形手、爪形足,将严重影响患肢功能。

3) 坏疽 范围广、时间久的完全缺血,其结果为大量肌肉坏疽,无法修复,常需截肢。如有大量毒素进入血液循环,可致休克、心律不齐、急性肾衰竭。

最常发生于前臂掌侧和小腿。创伤后肢体持续性剧烈疼痛,且进行性加剧,为骨筋膜室综合征最早期的症状。骨筋膜室综合征一经确诊,应立即切开筋膜减压。早期彻底切开筋膜减压是防止肌肉和神经发生缺血性坏死的唯一有效方法。

沪上中医名家养生保健指南丛书

2. 晚期并发症

1) 坠积性肺炎。

2) 压疮　常见部位有骶骨部、髋部、足跟部。

3) 下肢深静脉血栓形成　多见于骨盆、下肢骨折。

4) 感染　开放性骨折如清创不彻底,坏死组织残留或软组织覆盖不佳,可能发生感染,处理不当可致化脓性骨髓炎。

5) 骨化性肌炎　又称创伤性骨化。

6) 创伤性关节炎　关节外伤后,关节面遭到破坏或关节内骨折未复位,畸形愈合后,因关节面不平整、长期磨损引起创伤性关节炎。

7) 关节僵硬　是骨折和关节损伤最常见的并发症。患肢长时间固定,静脉、淋巴回流不畅,渗出物使局部发生粘连,并伴有关节囊和周围肌肉挛缩,导致关节活动障碍。及时拆除固定、积极进行功能锻炼是预防和治疗关节僵硬的有效方法。

8) 急性骨萎缩。

9) 缺血性骨坏死　骨折使某一骨折段的血液供应被破坏,造成该骨折段缺血性坏死。常见的有股骨颈骨折后股骨头缺血性坏死。

10) 缺血性肌挛缩　骨折最严重的并发症之一,是骨筋膜室综合征处理不当的严重后果。

有些人骨折后会留下某种后遗症,表现为在天气变化时,以前骨折过的地方会疼痛不止,或者发痒,偶尔还会出现酸痛,骨折处怕冷、怕风,疼起来很难受,有的会感到浑身特别是原骨折处乏力。阴雨天也会有这种可以自觉的症状。一般痛1～2日就自然好了。

建议症状严重或不良反应明显的及早就医,以防病情演化为风湿症,治疗起来就比较麻烦了。所以在骨折后的相当一段时间内,一定要做好保养,不要着凉、沐风、遇水,做好骨折处的保暖御寒,并谨遵医师的指导,加强功能锻炼,争取早日康复。

六、 骨折的治疗原则

治疗骨折的最终目的是使受伤部位最大可能尽快恢复正常功能。治疗骨折三大原则:复位、固定和功能锻炼。

1. 复位

（1）骨折早期复位

早期复位可使骨折修复顺利进行,复位的方法有手法复位和手术复位两类。如果过长拖延复位时间,就会造成骨折复位的困难。

骨折复位是治疗骨折的首要步骤,对每一例骨折,原则上应争取解剖学对位。而对某些骨折,复位时有一定困难,虽未完全恢复到解剖位置,但骨折愈合后不影响该伤肢的功能,称功能对位。在治疗骨折时,要重视伤肢功能恢复,而不能片面地、机械地强求解剖学的复位。若伤肢局部肿胀严重,甚至形成皮肤水泡,复位更加困难。此时仍应力求争取骨折复位,如果消极等待肿胀消失,往往延误复位的时机。遇到伤员处于昏迷、休克状态,或合并内脏、颅脑等损伤时,则先要集中力量进行抢救,待全身情况稳定以后,才可以进行骨折复位。

（2）复位的标准

一般来说,骨折复位应争取到解剖学对位,或接近解剖学对位。临床实践中,由于骨折部位、骨折类型、伤后骨折肿胀程度、复位时设备条件和复位者技术水平等不同,应根据具体情况,尽最大努力使患肢得到最好程度的恢复。以骨折修复后不影响患者肢体功能为原则。

1）上肢 肱骨骨折,较多的缩短畸形和侧方移位,略超过5°～10°的成角,对患肢功能影响都不大。尺桡骨骨折要求较严,侧方移位不可超过50%,成角畸形在5°～10°以下时,对前臂旋前、旋后功能影响不大。尺桡骨骨折必须同时整复。

2）下肢 下肢骨折缩短应以不超过2厘米为宜,过多的缩

沪上中医名家养生保健指南丛书

短,会出现跛行,日久会引起髋部和腰部疼痛。旋转移位,应尽力矫正,下肢的内旋或外旋均会影响下肢行走的步态。

3) 儿童　儿童骨折整复要求较宽,一般 15°以下成角及旋转畸形,以及轻度的缩短或侧方移位。在儿童发育中,均可靠强大的塑形能力得到代偿,日后可无明显功能障碍。

4) 关节内骨折　关节内骨折,骨折线经过关节面者,复位要求较高,应争取解剖复位。关节内骨折,手法复位不能达到较满意的解剖复位者,则应酌情考虑手术复位内固定。

(3) 复位的方法

1) 手法复位　治疗骨折方法中,手法复位应用最广泛,也较安全。复位后,必须认真检查患肢骨折部的外形、长短,是否已恢复正常。在给予适当有效的外固定后,进行 X 线透视或摄片,以确诊复位结果。如复位不良,根据需要,再予以矫正。

2) 牵引复位　牵引既是用作复位的方法,又是维持复位的措施。主要用于手法牵引不能复位或复位后不稳定的骨折。

3) 切开复位　切开复位能达到解剖复位的效果,但手术造成软组织进一步损伤和血运破坏,也是骨折不愈合的重要原因之一,应慎重选择,必须严格掌握适应证,防止滥用。以下几种情况可作为切开复位的参考指征:①累及关节面的骨折,手法复位不能达到关节面良好对位者;②骨折后,因附着在骨片上的肌肉收缩,使骨片移位,不易对合者;③骨折端剪式伤力大,血液供应差,骨断端需要严格固定才能愈合者,如股骨颈囊内骨折;④骨折断端间有软组织,如肌肉、肌腱、骨膜、神经等嵌入,手法复位失败者;⑤一骨上有多段骨折,手法复位困难者;⑥长骨骨干不稳定性骨折,手法复位不满意,又不宜应用牵引方法治疗,而用内固定有较好疗效者;⑦骨折伴肢体主要血管断裂,治疗中应首先重建骨支架者,如部分性和完全性肢体断离;⑧骨折不连接或发生畸形愈合,功能恢复不良者。

2. 固定

合适有效的固定,是骨折愈合的关键之一。它可继续维持骨折复位后的对位对线,又可防止不利于骨折愈合的剪力旋转力和成角的活动。常用的固定方法有两类:①骨折复位后,用于伤肢外部固定的为外固定,有小夹板、石膏绷带、持续牵引等。②骨折复位后,用于伤肢内部的固定为内固定,有螺丝钉、钢板、三刃钉、髓内针等。内固定后,常需借助外固定做短期或长期的协同固定,使疗效更为确实。

3. 功能锻炼

早期合理的功能锻炼,可促进患肢血液循环,减少肌肉萎缩,保持肌肉力量,防止关节僵硬,促进骨折愈合。所以,被固定的肢体均要做适当的肌肉收缩和放松锻炼。对于没有固定的关节,应及时鼓励患者做主动功能锻炼,当骨折端已达临床愈合就逐渐加强负重锻炼。

临床上功能锻炼有两种形式:主动运动与被动运动。

（1）主动运动

是功能锻炼的主要形式,根据患者的活动能力,在不影响骨折断端移位的前提下,尽早进行肌肉收缩放松运动及未固定关节的各项运动,以及促进血液循环,增强体质,减轻创伤对全身的反应,防止关节僵硬。主动运动应自始至终贯穿整个骨折修复过程中,具体可分为两个阶段。

第一阶段:骨折1～2周内断端虽经整复,但不稳定,偶尔伴有轻度侧方移位或成角畸形的残余。此时骨折并发的软组织损伤尚需修复,局部疼痛、肢端肿胀仍存在。因此,锻炼主要形式是通过肌肉收缩放松运动及在不影响断端再移位的情况下,进行上下关节屈伸活动,以帮助血液回流,促进肿胀消退,防止肌肉萎缩。同时,通过肌肉收缩和舒张使压力垫效应力增强,对稳固断端和逐渐整复残余畸形有一定作用。例如尺、桡骨双骨折,经复位固定后,即可进行指间关节、指掌关节的屈伸锻炼,手指内收外展,肘关节屈伸和肩关节屈伸、内收外展、旋转等锻炼。

骨折2～3周后肢体肿胀疼痛已明显减轻,软组织创伤已基本修复,骨痂开始形成,断端初步连接,除加强肌肉收缩与放松运动外,其他关节均可逐渐加大主动活动度,由单一到几个关节协同锻炼。在牵引架上的患者,也可通过肌肉收缩、放松和身体其他部位运动来带动患肢的活动。

第二阶段:此时骨折已达到临床愈合标准,外固定和牵引拆除后,除了固定期间所控制的关节活动需继续锻炼修复外,某些患者由于初期锻炼比较差,固定拆除后还可能存在关节粘连、关节囊挛缩、肢体水肿等症状。必须继续鼓励患者加强功能锻炼,配合中药外洗和推拿来促进关节活动和肌肉力量迅速恢复。另外,还可据病情需要适当配合物理治疗,但应以主动锻炼为主。

(2) 被动运动

1) 按摩 适用于骨折断端有肿胀的肢体,通过轻微按摩帮助肿胀消退。

2) 关节被动运动 骨折固定初期,少数患者因惧怕疼痛不敢做主动锻炼,宜在医务人员帮助下进行辅助性活动,促使患者更好地做主动锻炼。对早日消除肿胀、防止肌肉萎缩粘连、关节囊挛缩有一定作用,但操作时要轻柔,不能使骨折再度移位和加重局部创伤。

(3) 功能锻炼注意事项

1) 功能锻炼必须在医务人员指导下进行。

2) 功能锻炼应根据骨折的稳定程度,可从轻微活动开始逐渐增加活动量和活动时间,不能操之过急,若骤然做剧烈活动可使骨断端再移位。同时,也要防止有些患者在医务人员正确指导下也不敢进行锻炼,应耐心说服。

3) 功能锻炼是为了加速骨折愈合与恢复患肢功能,所以对骨折有利的活动应鼓励患者坚持锻炼,对骨折愈合不利的活动要严加防止。如外展型肱骨外科颈骨折的外展活动,内收型骨折的内收活动,伸直型肱骨髁上骨折的伸直活动,屈曲型骨折的屈曲活动,前臂骨折的旋转活动,胫腓骨干骨折的内外旋转活动,桡骨下端伸直型骨折的背伸桡偏活动等都应防止。

七、骨折愈合的判断

1. 骨不愈合的症状及临床表现

1)骨折端有异常活动　骨折在 6 个月以上,做骨折端活动检查时,若有异常活动,即可诊断为骨不连。

2)疼痛　骨端在移动时或试做负重时,产生疼痛。

3)畸形与肌萎缩　未连接的骨折,可有成角、缩短与旋转畸形。由于长期不能使用肢体,关节挛缩畸形与肌萎缩都可出现。

4)负重功能丧失　骨干骨折后的骨不连负重功能丧失,但某些股骨颈骨折有跛行。

5)骨传导音降低　骨不连或延迟连接,骨传导音较健侧弱。

2. 临床愈合标准

1)骨折部无压痛及沿肢体纵轴无叩击痛。

2)用适当力量扭转患肢,骨折处无反常活动。

3)X 线摄片显示骨折线模糊,有连续性骨痂通过骨折线。

4)自行抬高患肢无不适感。

5)外固定解除后伤肢能满足以下要求　上肢能向前平举 1 千克重量达 1 分钟;下肢能不扶拐在平地连续步行 3 分钟,并不少于 30 步。

6)连续观察 2 周骨折处不变形。

第 3、5 两项的测定必须慎重,可先练习数日,然后测定,以不损伤骨痂造成再骨折为原则。

3. 骨性愈合标准

1)具有临床愈合的各项标准。

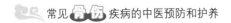

2) X 线摄片显示骨痂通过骨折线,骨折线已消失或接近消失。

八、骨折的自我保护与预防

骨折与一般皮肉损伤不同,坚硬的骨质愈合时间比较长,短则 1 个月,长则半年以上。在医院对好位置,做了固定以后,常需在家继续休养、康复。做好家庭护理,促进愈合尤其重要。

"民以食为天",骨折患者也一样。让骨折患者吃好,是家庭护理中很重要的一条。骨折患者不需"忌口",对饮食没有什么特殊的限制。但有一点要特别指出,就是不要吸烟。香烟与很多疾病有关,包括心脏病和癌症,并可损害皮肤伤口的愈合能力。

骨折后 1～2 周,此时骨折部位瘀血肿胀,经络不通,气血阻滞,此期需注意活血化瘀、行气消散。患者骨折部位疼痛,食欲及胃肠功能均有所降低,因此饮食应以清淡开胃、易消化、易吸收的食物为主,如蔬菜、蛋类、豆制品、水果、鱼汤、瘦肉等。制作以清蒸炖熬为主,避免煎炸炒烩的酸辣、燥热、油腻食品。至于黄豆骨头汤,属于肥腻滋补的范畴,所含脂肪较多,不易消化吸收,能诱发大便干燥,此阶段最好不要食用。

食疗方:三七 10 克,党参 10 克,当归 10 克,黄芪 10 克,肉鸽 1 只,共炖熟烂,汤肉并进,每日 1 次,连续 7～10 日。

骨折后 2～4 周,此时患者从生理上及精神上对骨折后的境况有所适应,骨折所引起的疼痛也已缓解,瘀血肿胀大部分消失,食欲及胃肠功能均有所恢复。饮食应由清淡转为适当的高营养,以满足骨痂生长的需要。可在初期食谱上加骨头汤、田七煲鸡、鱼类、蛋类以及动物肝脏之类,以补给更多的维生素 A、维生素 D、钙及蛋白质。适当多吃一些青椒、番茄、苋菜、青菜、包菜、萝卜等维生素 C 含量丰富的蔬菜,以促进骨痂生长和伤口愈合。

食疗方:当归 10 克,桑寄生 10 克,骨碎补 15 克,续断 10 克,杜仲 10 克,新鲜猪排或牛排骨 250 克,炖煮 1 小时以上,汤肉共进,连用 2 周。

骨折后 5 周以上,骨折部位瘀肿基本吸收,已经开始有骨痂生长,并从骨痂向骨组织转化。患者胃口大开,饮食上并无禁忌,可食用任何高营养食物及富含钙、磷、铁等矿物质的食物。祖国传统医学对此颇有研究,认为此期食谱可配以老母鸡汤、猪骨汤、羊骨汤、鹿筋汤、炖水鱼等,能饮酒者可适当饮用杜仲骨碎补酒、鸡血藤酒、虎骨木瓜酒等。

食疗方:枸杞子 10 克,骨碎补 15 克,茯苓 10 克,续断 10 克,菟丝子 10 克,薏苡仁 50 克。将骨碎补与续断先煎去渣,再加入余 2 味煮粥进食。每日 1 次,7 日为 1 个疗程。每个疗程间隔 3～5 日,可用 3～4 个疗程。

实践证明,对于骨折的患者,按照上述食疗顺序滋补,康复期明显缩短。

九、骨折后的功能锻炼方法

1. 骨折早期的功能锻炼

在伤后 2 周内,锻炼方法是在关节不活动的情况下,主动使肌肉收缩和舒张,以锻炼肌肉。锻炼上肢肌肉的方法是用力握拳和充分伸直,锻炼下肢肌肉的方法是用力收缩股四头肌以及活动踝关节、伸屈足趾。

2. 骨折中期的功能锻炼

伤后 3～6 周,此期可做较大幅度的关节活动,但不利于骨折连接和稳定的活动,仍须限制。

3. 骨折后期的功能锻炼

6 周后要通过全面的肌肉关节锻炼,逐步恢复肢体功能。对活动仍有不同程度障碍的关节和肌肉,要继续锻炼。

沪上中医名家养生保健指南丛书

4. 骨折后功能锻炼

须循序渐进,功能锻炼活动范围由小到大,次数由少到多,活动强度以不感到剧烈痛为准。

(1) 脊柱骨折功能锻炼的方法

1) 体位　应取硬板床加软床垫不超过 10 厘米,给予仰卧位以保持平直。

2) 翻身　方法要正确,保持"一"字形翻身,并应在护理人员帮助下翻身。

3) 功能锻炼　脊柱损伤后如果不锻炼活动,就会增加软组织粘连的机会,还可使脊柱各关节活动度减小,影响以后的脊柱运动,导致腰背部慢性疼痛及腰背肌的废用性萎缩。一般在局部疼痛减轻后开始,如伤后第 2 天。

(2) 锻炼腰背肌的方法

1) 挺胸　仰卧于硬板床上,用两肘关节支起胸部,使腰背部悬空。于伤后 1～2 日进行。

2) 五点支撑法　患者仰卧,用头部、双肘、双足撑起全身,使背部尽力腾空后伸。伤后 1 周可练此法。

3) 三点支法　让患者双臂置于胸前,用头及双足部撑在床上,全身腾空背伸,伤后 2～3 周可进行锻炼此法。

4) 弓桥支撑法(四点支撑法)　用双手及双足撑在床上,全身腾空,呈现出一拱桥状。伤后 3～4 周可练习。

5) 背伸法　患者俯卧,受伤早期在护士指导下进行锻炼,先练颈部后伸,待稍有力再抬起胸部,上肢向后背伸,以至抬起上身,以后同时抬两腿,最后头胸、下肢一起抬,身体翘起,两臂后伸,腹部成力支点。伤后 5～6 周可练此法。

6) 腰椎间盘突出症患者锻炼法　术后第 1 天在他人帮助下做直腿抬高,第 6 天抬高 30°～70°。术后第 3 天患者应主动直腿抬高,并在他人帮助下屈膝、屈髋及活动踝关节。术后第 7 天开始练背肌。

如上所述,骨折的不同时期、不同的治疗方法、不同的损伤程度应采取不同的指导。骨折早期(伤后 1~2 周内),主要是肌肉的收缩锻炼。骨折中期(伤后 3~6 周),逐步加大肌肉收缩力度、次数和时间,在医护人员及健侧肢体的帮助下,增加骨折处上下关节的活动,并逐渐转为关节的主动屈伸活动,增加活动范围和活动量。骨折后期(伤后 7~10 周),加强患肢关节的主动活动,并增加关节的活动范围和负重锻炼,全面活动关节。一般石膏固定的时间不超过 3 个月,及时提醒医师拆除,拆除石膏后应指导患者尽快活动关节,对牵引患者在牵引期间应指导肌肉的等长收缩、关节的活动。对于各种内固定术,一般术后麻醉消失后即可做肌肉收缩活动,术后 1~2 日即可活动骨折处的上下关节。对于构成关节部分损伤,早期应制动,绝对禁忌暴力牵拉。2~3 周后,立即开始固定关节的功能锻炼。强调主动锻炼为主,被动锻炼为辅的原则。被动锻炼固然可以预防关节粘连僵硬,或使活动受限的关节增加其活动范围,但最终仍由神经支配下的肌肉群来运动关节的肢体。因此,应指导患者多进行主动锻炼,而他人的帮助、关节功能恢复(CPM)器的应用等只能作为辅助措施。

第二章
肱骨外科颈骨折

🞤【疾病概况】

肱骨外科颈位于解剖颈下 2～3 厘米，即肱骨大结节之下、胸大肌止点之上，也就是肱骨干坚质骨与肱骨头松质骨交接处，最易发生骨折，故称外科颈骨折。此种骨折好发于中年和老年人。

本病多发生在肩关节外展外旋位置时，由间接暴力所致。为跌倒时手掌或肘部着地，暴力向上传导至肱骨上段，形成剪力或扭转力，作用于肱骨外科颈而致骨折。直接暴力如跌倒时肩部着地、受暴力直接打击等，亦可发生骨折，但较少见。临床上根据骨折不同情况可分为 6 种，即裂纹型、嵌插型、外展型、内收型、后伸型、合并肩关节脱位型。

本病的临床主要表现为伤后局部肿胀，肩关节活动功能受限，骨折处疼痛，局部压痛，在上臂纵轴叩击时骨折部有锐痛，肩部常出现青紫瘀斑，可出现畸形、骨擦音和异常活动。外展型在腋下肱骨近端内侧能摸到移位的骨折端或内成角移位。内收型骨折在上臂上段外侧可摸到突起的骨折远端和成角畸形。后伸型骨折在上臂前侧可摸到向前的成角畸形。伴肩关节脱位型者，肩部肿胀甚剧，青紫斑也较为严重，肩峰下呈凹陷，在腋下可摸到肱骨头，X线摄片可明确骨折情况。

对于本病的治疗，裂纹型和嵌插型骨折，仅用三角巾悬吊即可。外展型骨折或仅有轻度成角及侧方移位的患者,特别是老年人也可不复位,采用三角巾悬吊即可。移位较大的骨折需要手法整复、固定。整复、固定后可配合骨折三期辨证用药治疗。本病为近关节骨折,两折端面积较大,复位后接触面积较广,属于稳定性骨折,加上血液循环丰富,易于愈合。但肩关节的关节囊和韧带比较松弛,骨折后容易发生软组织粘连或结节间沟不平滑。中年以上患者,易并发肱二头肌长头肌腱炎、冈上肌腱炎或肩关节周围炎,因此要加强固定后肩关节的功能锻炼。

➕ 【养生指导】

一、发病前的预防

1. 练功强身

应长期积极坚持锻炼,增加户外活动时间,多呼吸新鲜空气,促进全身血液循环和新陈代谢。可选择散步、慢跑、打太极拳、做保健操等项目。多活动能使血液中的钙质更多在骨骼内存留,提高骨硬度,有效减少骨折发生。

2. 多晒太阳

阳光可以促进维生素 D 的合成,而钙的代谢依赖维生素 D 的作用,阳光中的紫外线能促进体内钙的形成和吸收,维持正常的钙磷代谢,使骨骼中钙质增加而提高骨硬度。

3. 未病先防

老年人不宜到人多和车多的地方活动,下雨、下雪或地上积水、结冰时不要外出,以免跌倒而发生骨折。不要攀登梯子或爬高活动,不宜在陡坡上行走,因老年人下肢无力、反应迟钝而易跌倒。平时出门时,须缓步慢行,若有眼花、耳聋、头晕等症状时尽量减少外出,必须外出时要有人帮助搀扶走路或手拄拐杖。夜间上厕所之前,应先在床沿坐上片刻,以使腿部肌肉力量处于兴奋状态,并可防止体位改变时一过性低血压的发生。洗澡时,

沪上中医名家养生保健指南丛书

要准备好小凳子,坐着穿裤和鞋,防止跌倒。

4. 饮食调摄

为了骨骼的健康,大家都很注重补钙,特别是通过奶制品补充。其实,多吃新鲜蔬菜、水果和粗粮,一样也能健壮骨骼,预防骨折。近年来,发表在《美国健康学杂志》上的一项新研究发现,中老年人多吃果蔬和粗粮,可以大大减少骨折机会。加拿大的研究者研究了超过 3 500 名更年期后的女性及约 1 600 名年逾50 岁的男性,通过详细的饮食问卷,计算他们所吃食物的营养密度分数,其中营养密度高的饮食,包含丰富的蔬菜、水果、粗粮及豆类。7 年后,共有 70 名男性、372 名女性出现骨折。研究发现,若膳食中粗粮等食物提供的能量多 40%,10 年后这些女性骨折的风险降低 14%。研究人员表示,果蔬和粗粮并不是含钙最高的食物,有此功效可能是因为它们营养丰富、能量较低。

发病后的养护

1. 骨折后家庭自我护理

患肢应置于屈肘 90°位,前臂中立位,平时以托板悬挂胸前,卧位时宜取半卧位。为防止肩部后伸,骨折向前成角度者睡眠时,应将患肢垫高,或将上臂固定在胸侧臂。外展型骨折,不可做患肢外展活动。内收型骨折不可做患肢内收活动。因肘部血管丰富,骨折后经拨伸、牵拉整复,往往在原有损伤基础上加重其损伤,所以血肿严重。应在医师的指导下放松外固定物保持正确体位,患肢可用一些活血化瘀药水或药酒湿敷,促进血液循环,利于消肿。如出现张力性水泡者,可用无菌针筒抽出液体,然后用凡士林油纱布敷贴。上夹板时扎带的松紧度要适宜。

2. 自我功能锻炼

肱骨外科颈骨折是接近肩关节的骨折,周围肌肉比较发达,肩关节的关节囊和韧带较松弛。骨折后,局部血肿易与附近软组织发生粘连,骨折移位直接影响结节间沟的平滑肌,易与肱二头肌长腱粘连。若长期固定容易发生肩凝,所以复位后即开始功能锻炼是非常必要的。

(1) 内收型

复位后 1 周做握拳、屈肘、提肩活动。至 2 周时可做患肢前屈、外展活动,但不能做后伸及内收活动。至 3 周时,不仅可做外展、前屈,还可加做后伸活动,并逐步加大活动范围。通常至第 4 周即可酌情解除外固定,此时可加做内收活动,并重复前屈、后伸、外展等活动,逐步加强肩关节运动,双臂前伸后展、弯腰划圈、旋转、手指爬墙、后伸摸背等。

(2) 外展型

在复位后 1 周内可做握拳、屈肘、提肩活动。至 2 周时可做患肢前屈、内收活动,但不能做后伸及外展活动。至 3 周时在内收、前屈的基础上加做后伸活动,并逐渐加大活动范围。通常至第 4 周时酌情解除外固定,此时加做外展活动,并重复前屈、后伸、内收活动,逐步加强肩关节活动。功能锻炼不可操之过急,尤其是年老的患者,活动量应逐渐加大,且应从护士帮助患者做被动练习开始,练功一般每日 2～3 次。

3. 情志养护

突然而来的意外事故造成的骨折,患者会很紧张,尤其对功能锻炼会有顾虑,因此护理人员要仔细观察患者的情志变化,耐心讲解功能锻炼的重要性、方法,并指导患者正确锻炼,以解除其顾虑而能积极锻炼以配合治疗。

4. 骨折后饮食误区

(1) 忌多吃肉、喝骨头汤

有人认为,骨折后多吃肉骨头,多喝骨头汤,可使骨折早期愈合。其实不然,现代医学经过多次实践证明,骨折患者多吃肉骨头,非但不能早期愈合,反而会使骨折愈合时间推迟。究其原因,是因为受损伤后骨的再生主要是依靠骨膜、骨髓的作用,而骨膜、骨髓只有在增加骨胶原的条件下,才能更好地发挥作用,

沪上中医名家养生保健指南丛书

而肉骨头的成分主要是磷和钙。若骨折后大量摄入,就会促使骨质内无机质成分增高,导致骨质内有机质的比例失调,就会对骨折的早期愈合产生阻碍作用。

(2) 忌盲目补充钙质

钙是构成骨骼的重要原料,有人认为骨折以后多补充钙质能加速断骨的愈合。但科学研究发现,增加钙的摄入量并不能加速断骨的愈合,而对于长期卧床的骨折患者,还有引起血钙增高的潜在危险,同时伴有血磷降低。这是由于长期卧床,一方面抑制对钙的吸收利用,另一方面肾小管对钙的重吸收增加。所以,对于骨折患者来说,身体中并不缺乏钙质,只要根据病情和按医师嘱咐,加强功能锻炼和尽早活动,就能促进骨对钙的吸收利用,加速骨折的愈合。尤其对于骨折后卧床期间的患者,盲目补充钙质,并无益处,还可能有害。

(3) 忌偏食

骨折患者常伴有局部水肿、充血、出血、肌肉组织损伤等情况。机体本身对这些有抵抗修复能力,而机体修复组织、长骨生肌、骨痂形成及化瘀消肿的原料就是靠各种营养素,由此可知保证骨折顺利愈合的关键就是营养。在饮食上要做到营养丰富,色、香、味俱佳,能刺激食欲。适当多吃一些番茄、苋菜、青菜、包菜、萝卜等维生素 C 含量丰富的蔬菜,以促进骨痂生长和伤口愈合。

(4) 忌少饮水

卧床骨折患者,尤其是脊柱、骨盆及下肢骨折患者,行动十分不便,因此尽量少饮水,以减少小便次数,这样做是不适宜的。卧床患者活动少,肠蠕动减弱,再加上饮水减少,就很容易引起大便秘结、小便潴留,也容易诱发尿路结石和泌尿系统感染。所以,卧床骨折患者应适当饮水。

(5) 忌不易消化食物

骨折患者因固定而活动限制,加上伤痛、精神忧虑,因此食欲往往不振,时有便秘,卧床患者更多见。所以,食物既要营养丰富,又要容易消化及通便,宜多食含纤维素多的蔬菜,吃些香蕉、蜂蜜等促进胃肠消化排便的食物。

5. 骨折后的饮食养护

骨折的恢复需要 3 个时期,因此要根据不同时期的特点来安排膳食。

(1) 骨折早期膳食(骨折后 1～2 周)

受伤部位瘀血肿胀,经络不通,气血阻滞,此期应以活血化瘀、行气消散为主。饮食方面要以清淡为主,如蔬菜、水果、牛奶、蛋类、豆制品、鱼汤、瘦肉等。忌食酸辣、燥热、油腻。尤不可过早吃肥腻滋补之品,如骨头汤、油腻的汤等,使得瘀血肿胀难以消散。药膳可选一些活血消肿的中药,如红花、当归、三七,下肢骨折可加入牛膝。

(2) 骨折中期膳食(骨折后 2～4 周)

骨折所引起的疼痛已缓解,瘀肿虽消但未尽,骨尚未连接,此期应以祛瘀生新、接骨续筋为主。

饮食方面由清淡转为适当的高营养食物,以满足骨痂生长的需要,可在初期食谱上加骨头汤、鸡汤之类。多吃些青菜、番茄、萝卜等维生素含量丰富的蔬菜,以促进骨痂生长。药膳中可加入一些接骨药,如续断、骨碎补等。

简单食疗:当归 10 克,骨碎补 10 克,续断 10 克,黄芪 15 克,新鲜猪排 250 克,炖煮 1 小时以上,汤肉共进。

(3) 骨折晚期膳食(骨折后 5 周以上)

骨折部位肿胀基本吸收,已经开始有骨痂生长。治疗宜补,通过补益肝肾气血,以促进更牢固的骨痂生成。饮食上可以解除禁忌,能饮酒者可选用杜仲骨碎补酒、鸡血藤酒等。

简单食疗:枸杞子 20 克,骨碎补 15 克,续断 20 克,薏苡仁 30 克。将骨碎补与续断先煎去渣,入薏苡仁煮软后,加入枸杞子稍煮即可。

沪上中医名家养生保健指南丛书

第三章
小儿肱骨髁上骨折

➕【疾病概况】

　　肱骨髁上骨折是指肱骨干与肱骨髁交界处发生的骨折。正常人肱骨干与肱骨髁之间有 30°～50°的前倾角,这是容易发生肱骨髁上骨折的解剖因素。肱骨髁上骨折以小儿最多见,占儿童肘部骨折的 30%～40%,好发年龄为 5～12 岁。早期处理不当易发生缺血性挛缩,晚期可出现肘内翻等畸形。

　　肱骨髁上骨折多发生于运动损伤、生活伤和交通事故,故多属于间接暴力损伤。根据暴力来源及方向,可分为伸直型、屈曲型和粉碎型 3 类。①伸直型最多见,占 90% 以上。跌倒时肘关节在半屈曲或伸直位,手心触地,暴力经前臂传达至肱骨下端,将肱骨髁推向后方。由于重力将肱骨干推向前方,造成肱骨髁上骨折。骨折线由前下斜向后上方。骨折近端常刺破肱骨前肌肉,损伤正中神经和肱动脉。骨折时,肱骨下端除接受前后暴力外,还可伴有侧方暴力。按移位情况又分尺偏型和桡偏型。②屈曲型较少见,为肘关节在屈曲位跌倒,暴力由后下方向前上方撞击尺骨鹰嘴,髁上骨折后远端向前移位,骨折线常为后下斜向前上方,与伸直型相反,很少发生血管、神经损伤。③粉碎型多见于成年人,多为肱骨髁间骨折,按骨折线形状可分"T"形和"Y"形或粉碎型骨折。

　　本病的临床表现,无移位骨折主要表现为肘部疼痛、肿胀,肱骨髁上处有环形压痛,肘关节活动功能受限。有移位骨折时肘部疼痛,肿胀较为明显,肿胀严重者出现张力性水泡,肱骨髁上部有异常活动和骨擦音。伸直型骨折肘部呈半伸位,肘后突起,呈靴形肘畸形,在肘关节前可摸到突出的骨折断端。如果骨折严重,有时会伴有血管、神经损伤,需要监测手部感觉、运动及桡动脉波动和指端血液循环情况。

本病的治疗,对无移位的青枝骨折、裂纹骨折,或有轻度前后成角移位、无侧方移位的骨折,一般不需要整复,三角巾悬吊即可。新鲜的骨折有移位,无肿胀和神经、血管损伤者可采用手法整复后小夹板固定。肿胀严重者在手法整复、夹板固定前要先消除水肿。对有合并神经、血管损伤者,则需手术切开复位内固定。肱骨髁上骨折,一般预后良好,对于肘部暂时性僵硬,通过积极功能锻炼并配合中药熏洗多能得到满意的结果。

✚【养生指导】

一、 发病前的预防

肱骨髁上骨折是小儿最常见的骨折,多见于5～8岁的小儿。往往在小儿跌跤时,由前臂伸直手撑地间接暴力所引起,骨折的远端向后移位,为最常见的伸直型肱骨髁上骨折。另一种是小儿跌跤时肘关节屈曲位着地的直接暴力引起,骨折远端向前移位,为屈曲型肱骨髁上骨折,较少见。因此,对于此类骨折往往需要家长多注意,防止小儿摔倒,从而避免骨折的发生。

二、 发病后的养护

1. 发病后的心理养护

骨折对每一个患儿都是比较痛苦的经历。因此,在情志方面,应允许患儿哭闹发泄,不要随便训斥患儿。家长应利用语言

沪上中医名家养生保健指南丛书

和非语言沟通技巧多与患儿交谈,转移注意力,以缓解骨折所带来的疼痛。可以通过抚摸、呵护患儿,交谈时应注意声调、音量及速度,应富有童趣,提供一些玩具、画板、少儿图书等,使其情感与注意力转移到游戏、绘画等活动中来。同时,在患儿进行治疗时,家长应避免因惊慌或使用不恰当的语言增加患儿的恐惧心理。

2. 发病后的饮食养护

(1) 骨折早期(骨折后 1～2 周)

饮食原则上以清淡为主,如蔬菜、蛋类、豆制品、水果、鱼汤、瘦肉等。忌食酸辣、燥热、油腻。不可过早施以肥腻滋补之品,如骨头汤、肥鸡、炖水鱼等,以免延缓骨痂生成,影响日后关节功能的恢复。在此阶段,饮食宜活血化瘀、清淡易消化之品,如田七瘦肉汤、鱼片汤、金针木耳汤,多吃新鲜蔬菜、水果。对于有内热象的患儿,宜凉血清热的食物,如莲藕汁、马蹄水、苦瓜排骨汤。

(2) 骨折中期(骨折后 2～4 周)

饮食上由清淡转为适当的高营养补充,以满足骨痂生长的需要。可在初期食谱上加骨头汤、田七煲鸡、动物肝脏之类,以补给更多的维生素 A、维生素 D、钙及蛋白质。饮食宜补气和血、接骨续筋之品,如续断猪脚筋汤、桂圆红枣鹌鹑汤、北芪乌鸡汤。

(3) 骨折后期(骨折 4 周以上)

饮食上可以解除禁忌,宜补益肝肾、强壮筋骨之品,如杜仲、枸杞子煲乌鸡或兔肉等,鹿筋花生汤,冬虫草炖瘦肉,杜仲牛膝猪骨汤。

3. 功能锻炼指导

被动训练固然可以预防关节粘连、僵硬,或增加受限关节的活动范围,但最终仍由神经支配下的肌群来运动肢体。因此,应指导患儿多进行主动训练。如果没有积极、主动、正确的功能训练,则达不到理想疗效。任何治疗方法都无法取代功能训练,而且必须依靠患儿主动去完成。因此,应通过各种各样的形式,如口头讲解、健康教育手册等方式,向患儿详细说明功能训练的重要性、必要性,介绍训练目的、方法及注意事项,克服急于求成及过于谨慎的心理,既要循序渐进、量力而行,又要解除疑虑、积极训练。

(1) 骨折早期

伤后即可对患儿进行功能训练指导,开始手部的主动握拳练习,每日达 150～200 次,及腕关节屈伸活动。并配合给予手指和手腕轻柔的抚摸或按压、推压消肿,以促进伤肢肿胀消退。卧床患儿可进行抬臀练习,以预防压疮的发生并活动下肢。

(2) 骨折中期

继续加强手部主动握拳练习,每日可达 300～400 次,并配合伤肢前臂轻手法抚摸、揉捏,以舒筋活络、改善局部血液循环。在病情许可下,可行床上耸肩活动,以恢复肩关节的功能。可增加抬臀练习强度,每日达 100～200 次,以促进下肢肌力的恢复。

(3) 骨折后期

可以进行以肘关节为中心的屈曲和前臂的旋转练习,以患儿不过度疼痛、能耐受为度。

4. 鼓励性的功能活动在养护中的重要性

肱骨髁上骨折属近关节骨折,同时多为较大暴力致伤,伤后局部肿胀明显,必然导致关节周围肌肉、肌腱粘连、关节囊挛缩、关节僵硬。患儿由于惧怕疼痛而不敢进行肘关节的屈伸练习,这些都增加了肱骨髁上骨折后期肘关节功能恢复的困难。在治疗过程中,除了骨折的良好对位,早期、适时鼓励功能活动是非常必要的,要注意避免粗暴、盲目的被动运动锻炼。

小儿骨组织损伤后修复比成人快,但损伤给患儿带来的不幸与不快是共存的。由于年龄幼小,心理功能正处于成长过程,

沪上中医名家养生保健指南丛书

抑制力差,在遭受不良刺激后精神活动方面的防御能力不足,因而情绪反应强烈、紧张度高,并且疼痛记忆尤其深刻,从而对外界产生过分危险和恐惧的感觉。另一方面,小儿没有持久性和坚韧性,自制力差,不能为痊愈暂忍痛苦,对环境缺乏适应能力,这些都直接影响其接受治疗。但小儿依赖性强,富于潜力,只要给予情绪上的关注,建立一个可信赖的关系,小儿就会心理稳定,配合治疗。

在功能活动训练中,应考虑到小儿运动控制能力和积极性。如果患儿无法掌握所学的动作,就容易丧失信心。使患儿有一定的成功感是很重要的。可以利用难易不同的训练项目,既有成功感又利于更好地学习。随着患儿自信心的建立过渡到随机训练,可使患儿保持愉快的主动性。此外,将训练与日常活动相结合,使其有机会经常重复、反复重复至关重要,可使患儿在获得自信心的过程中保持内在的主动性。

第四章
克雷骨折

➕【疾病概况】

克雷(Colles)骨折是发生于桡骨远端,距关节面2.5厘米以内的骨折,常伴有远侧骨折断端向背侧倾斜,前倾角度减少或成负角,典型者伤手呈银叉畸形。1814年Abraham Colles首先详细描述此类骨折,故命名为Colles骨折。它是最常见的骨折之一,约占所有骨折的6.7%,好发于老年人,女性较多,有老年性骨折之称。

老年性骨质疏松是骨折的内因,摔倒则是外因。患者跌倒时肘部伸直位,前臂旋前,腕关节背伸,手掌撑地传至桡骨远端而发生骨折。暴力轻时骨折嵌插而无明显移位,暴力大时骨折远端桡侧和背侧移位,常伴有尺骨茎突和下尺桡关节分离。老年患者骨折常呈粉碎并可波及关节面。

本病的临床表现,伤后可出现腕关节明显肿胀、疼痛,桡骨下端处压痛明显,有纵向叩击痛,可感觉到骨擦音,腕关节活动功能部分或完全丧失,前臂旋转功能受限,手指做握拳动作时疼痛加重,有移位的骨折常伴有典型畸形改变。如伸直型骨折,远端向背侧移位时,腕掌侧隆起,而其远端向腕背侧突出,从侧面看见典型的"餐叉样"畸形。骨折远端向桡侧移位并有缩短移位时,桡骨茎突上至尺骨茎突同一水平,甚至高于尺骨茎突的平面。从手掌正面看,可见腕部横径增宽和手移向桡侧,呈"枪刺

沪上中医名家养生保健指南丛书

状"畸形;屈曲型骨折远端向掌侧移位并有重叠时,从侧面可见尺桡骨突关节异常呈"锅铲样"畸形;劈裂骨折严重移位时,腕掌背侧径增大,并有"枪刺样"畸形。腕关节 X 线摄片,可明确骨折的类型和移位的方向。

对于本病的治疗,主要以手法整复配合小夹板固定为主。整复前,需要详细了解病情、局部肿胀及畸形程度,明确诊断,分清骨折类型、移位方向及程度而决定整复的方法。对于肿胀明显者,可以先抽血肿,根据患者病情轻重及体质强弱、耐受力等,决定是否应用麻醉。对于无移位骨折或不完全骨折,一般不需要手法整复,局部小夹板固定 2～3 周即可。对于有移位的骨折,必须根据骨折的类型采用不同的复位方法。陈旧性骨折畸形愈合者,如受伤时间不太久,骨折愈合尚未牢固,可采用闭合性手法治疗。固定期间,按照骨折三期辩证用药调理。此类骨折预后一般良好,但如果复位时对位不正确,则会遗留腕关节功能障碍,或产生创伤性关节炎。因此,在要求正确复位的同时,应重视后期的功能锻炼,避免后遗症的发生。

✚【养生指导】

一、发病前的预防

产生克雷骨折的原因,一般都是滑倒后手掌着地所致。老年人由于骨质疏松、脆弱,最容易发生此类骨折。因此,对克雷骨折的预防要从日常生活预防和骨质疏松预防两方面做起。

1. 防止跌伤

老年人在冬季应避免在户外很滑的地面上活动,上、下车要小心。冬季出门应穿防滑鞋或有亲人陪护,防止滑倒跌伤。

2. 预防骨质疏松

1) 控制饮食结构　避免酸性物质摄入过量而加重酸性体质。大多数的蔬菜、水果都属于碱性食物,而大多数的肉类、谷物、糖、酒、鱼虾等都属于酸性食物。健康人每日酸性食物和碱性食物摄入比例应遵守 1:4 的比例。壳寡肽为一种动物性活性碱,能迅速排除人体体液偏酸性物质,维持血液中钙浓度的稳定,保持人体弱碱性环境而预防和缓解骨质疏松。

2) 避免不良习惯 吸烟会影响骨峰的形成,过量饮酒不利于骨骼的新陈代谢,喝浓咖啡能增加尿钙排泄、影响身体对钙的吸收,摄取过多的盐以及蛋白质过量亦会增加钙流失。日常生活中应该避免上述不良习惯。

3) 适当运动 运动可促进人体的新陈代谢,进行户外运动以及接受适量的日光照射,都有利于钙的吸收。运动中肌肉收缩,直接作用于骨骼的牵拉,有助于增加骨密度。因此,适当运动对预防骨质疏松亦是有益处的。

4) 养成良好的生活习惯 避免酸性物质摄入过量,加剧酸性体质。如彻夜唱卡拉 OK、打麻将、夜不归宿等生活不规律,都会加重体质酸化。应当养成良好的生活习惯,从而保持弱碱性体质,预防骨质疏松症的发生。

5) 保持良好的心情 不要有过大的心理压力,压力过重会导致酸性物质的沉积,影响代谢的正常进行。适当调节心情和自身压力可以保持弱碱性体质,从而预防骨质疏松的发生。

二、发病后的养护

1. 饮食养护

克雷骨折创伤后,人体的消耗增加,此时摄入的营养必须大于消耗,疾病才会有康复的可能。所以饮食总量要保证,饭菜要符合患者的胃口,讲究色、香、味,胃口差的患者应少量多餐。创伤后机体出现一系列内分泌及代谢改变,合理及时的补充营养能减少感染和并发症的发生,有利于伤口迅速愈合和康复。

克雷骨折早期饮食宜清淡,多汤水而富于营养,少食油腻、煎炸食物,口味不宜过于辛辣。不必太拘泥于民间种种"发物"

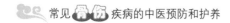

之说,但是酒应尽量少饮或不饮,尤其是在打针吃药时。因为酒精与多种药物间有相互作用,可能会影响药效或产生不良反应。茶应少喝,茶中鞣质含量高,能影响钙、铁及蛋白吸收;醋、菠菜应少食,因为它们会酸化血液导致骨质脱钙。人体所需的 5 类营养物质,蛋白质、脂肪、糖类、维生素、矿物质都要保证摄入,要特别注意增加蛋白质摄入量。另外,含维生素的饮食有利于创伤及手术后愈合和康复,含无机盐及微量元素的饮食在创伤愈合中起重要作用,创伤后应注意补充。除上述食物外,患者还可配合以下促进伤口愈合的饮食,如高能量、高蛋白质饮食,富含胶原的猪皮或猪蹄类食物。

2. 物理治疗

(1) 消肿止痛

1) 超短波　对置、无能量,每次 10 分钟,每日 1 次,10 次为 1 个疗程。

2) 抬高患肢　将患肢持续性抬高,使伤手高于心脏水平线。

3) 按摩　在伤肢抬高位,做向心性按摩,促进静脉回流。

4) 等张压力手套　穿戴时应使指蹼区与手套紧贴,否则指蹼区没有压力,将成为水肿液滞留区。

(2) 松解粘连、软化瘢痕

1) 超声波疗法　接触移动法,1～1.5 瓦/厘米,每次 5～15 分钟,每日 1 次,15～20 次为 1 个疗程。

2) 音频电疗　用条状电极,并置,每次 20 分钟,每日 2 次,20 次为 1 个疗程。

3) 蜡疗法　蜡饼法,每次 30 分钟,每日 2 次。

4) 牵拉瘢痕组织的被动运动　牵拉力量要逐渐加大,牵伸到极限时应维持短时间,然后再放松。这类运动与蜡疗、按摩手法配合进行,效果更好。

3. 功能锻炼

（1）腕关节松动术

治疗前，先用蜡浴或蜡饼法，进行患部蜡疗，每次 30 分钟。松动范围包括桡腕关节、下尺桡关节和腕间关节。继关节松动术后，患者进行腕关节和手掌指关节，指间关节各运动方向的全范围主动活动，每日 2 次，每次 30～40 分钟，练习强度以患者的耐受量为宜。

1）牵拉/挤压　一般松动，缓解疼痛。患者坐位，肢体放松，屈肘，前臂旋前放置于桌面。治疗师面对患者，一手固定前臂远端，另一手握持腕关节的近侧腕骨处，做纵向牵拉、挤压桡腕关节。

2）前后/后前滑动　增加屈腕和伸腕关节活动度。患者前臂中立位，治疗师一手固定前臂远端，另一手握持近侧腕骨部，在轻微的牵引下，分别向背侧、掌侧滑动近侧腕骨。

3）尺侧/桡侧方向滑动　增加桡偏和尺偏的关节活动度。患者前臂旋前位，治疗师一手固定桡骨远端，另一手握持近侧腕骨部，在轻微牵引下，分别向尺侧或桡侧滑动桡腕关节。

4）旋前/旋后滑动　作用为增加腕关节旋转关节活动度。治疗师一手固定前臂远端，另一手握持近侧腕骨部，分别将腕骨做旋后、旋前的转动。

5）下尺桡关节前后/后前位滑动　增加前臂旋前、旋后的关节活动度。患者前臂旋后，治疗师双手分别握持桡尺骨的远端，拇指在掌侧，其余手指在背侧，尺侧手固定，桡侧手的拇指将桡骨远端向背侧推动。患者前臂旋前位，治疗师的拇指在背侧，其余手指在掌侧。治疗师的桡侧手固定，尺侧手的拇指将尺骨远端向掌侧推动。

6）腕间关节前后/后前位滑动　增加腕骨间和屈腕、伸腕的关节活动度。患者前臂旋后，治疗师双手拇指分别放在相邻腕骨的掌面，手指放在相应腕骨的背面，一手固定，另一手向背

沪上中医名家养生保健指南丛书

侧推腕骨。患者前臂旋前位,治疗师双手拇指分别放在相邻腕骨的背面,手指放在相应腕骨的掌面,一手固定,另一手向掌侧推腕骨。

继关节松动术后,嘱患者进行腕、手指各关节的全范围主动活动,每日 2 次,每次 30～60 分钟,强度以患者能耐受为标准。

(2)增强肌力训练

增加灵巧度及整体协调功能的锻炼,从日常生活活动和职业劳动中有针对性选择一些作业活动进行训练。强度由小到大,难度由易到难。如用锤子训练腕关节屈伸和桡尺偏功能。使用门把关开门,训练前臂旋转。练习梳头和向后背抓痒,训练整个上肢的协调动作。

4. 中药熏洗

克雷骨折后期伴有不同程度的关节僵硬,已经成为临床的常见现象。针对此种情况,在上述治疗的同时,配合中药熏洗,可取得较好的疗效。下面介绍两个常用的熏洗方剂。

熏洗方 1　桂枝 20 克,羌活 20 克,苏木 20 克,艾叶 30 克,威灵仙 30 克,红花 15 克,川芎 20 克,赤芍、透骨草、王不留行各 30 克。将上述药物置于砂锅中,加水 500 毫升文火煎,沸后 10 分钟倒出药液于盆中。同法煎 2 次,将药液混合,然后加醋 50 克,趁热熏洗患部,持续 30 分钟。熏洗后用药液浸过的热毛巾敷于关节上 5 分钟,同时适当做腕关节活动,每日熏洗 2 次,治疗 2 周为 1 个疗程。

熏洗方 2　桂枝 15 克,红花 15 克,桑枝 15 克,细辛 9 克,威灵仙 45 克,伸筋草 40 克,昆布 40 克,海藻 40 克,路路通 35 克,续断 40 克,海桐皮 40 克,透骨草 40 克,防风 20 克,艾叶 50 克,五加皮 30 克。将上述药物置入合适的容器,加水 1 500～2 000 毫升,食醋 200 毫升,置于火上煮沸后保持 50～75℃。将患肢僵硬的关节置于容器上,再用毛巾或毛巾被覆盖在上面,以免药气挥发太快,同时不停地转动肢体,使关节的各个方向都能均匀得到药物的熏蒸。待药液的温度降至 45～50℃ 时,以不烫手为度,可将关节置于药液中浸泡 20～30 分钟,要特别注意小心烫伤,每次 40～50 分钟,每日 2 次。药液可保留每剂中药连续使用 2 日,但食醋必须每次都加,因其容易挥发。每剂中药熏洗的最后 1 次准备抛弃前,可用纱布将药渣包裹,趁热敷于患处,以最大程度利用药物的治疗作用。每次熏洗完毕,辅以手法按摩、被动活动关节,并鼓励患者主动活动,一定要趁热效果才会更好。常规 5 剂为 1 个疗程。

第五章
腕舟骨骨折

【疾病概况】

腕舟骨骨折是较常见的腕骨骨折,多发生于青壮年。腕舟骨是近侧腕骨中最大的一块,呈长弧形,外形像小舟,因此称为舟骨。舟骨形状规则,分结节部、腰部、体部3部分。其远端呈凹面与头状骨组成关节,近端有凸面与桡骨构成关节,尺侧与月骨、桡侧与大小多角骨分别构成关节,故其表面大部分为关节软骨所覆盖。腕舟骨的血液供应较差,只有腰部及结节部有来自背侧和掌侧的腕桡韧带的小血管供应。因此,骨折的位置若在腰部近端或体部,常导致体部缺血而影响骨折的愈合。

腕舟骨骨折多发于青壮年,老年人少见。因舟骨的骨化中心7~8岁开始出现,故儿童不发生舟骨骨折。骨折多为间接外力引起,跌倒后,臂垂直,手触地,腕处于极度背伸位,舟骨受桡骨下端背侧缘及头状骨的撞挤而发生断裂。另外,腕舟骨骨折在运动员中也比较多见,如跳水、举重、体操、篮球等运动员。

本病的临床表现主要为腕关节局部肿胀、疼痛,腕关节活动受限并疼痛加重,鼻咽窝处及舟骨结节处有压痛,第2、3掌骨头纵向叩击痛。检查时,有时症状不明显,与腕扭伤症状相似,易导致误诊。腕关节正侧斜3种方位X线片可确诊骨折部位及方向。若骨折不清楚,临床症状怀疑骨折时,应暂时按骨折处理,待 2 周后,复查 X 线片。由于骨折处骨质吸收,骨折线就能显示出来。

对于新鲜的腕舟骨骨折,治疗原则是严格固定。一般采用短臂石膏管型,固定范围从肘下至远侧掌横纹,包括拇指近节指骨。固定中坚持手指功能锻炼,防止关节强直。腰部骨折固定 3~4 个月,有时半年甚至 1 年,每 2~3 个月定期复查;结节部骨折固定 3~4 个月。对于陈旧骨折,无症状或轻微疼痛者,暂不治疗,适当减少腕关节活动,随访观察症状明显但无缺血性坏死的,可继续石膏固定,往往需 6~12 个月才能愈合。已发生骨不连接或缺血性坏死者,配合中药内服、外治,或根据情况采用钻孔植骨术、桡骨茎突切除术或近端骨块切除等。

✚【养生指导】

一、发病前的预防

由于腕舟骨骨折多发于青壮年,老年人少见,在运动员中也比较多见。因此,针对此类骨折,可采取以下预防措施。

1. 防止跌伤

在进行户外活动时,应避免在很滑的地面上活动,防止运动不慎滑倒,手掌撑地而导致腕舟骨骨折的发生。

2. 体育活动时注意腕关节保护

从事冲击性的体育运动与上肢负重运动的专业运动员,要特别注意预防腕关节损伤,可配戴护具,如训练手套、护腕绷带等。训练手套可以保持手掌与负重之间稳固的接触,防止器械滑脱。护腕绷带可以将桡骨和尺骨固定在一起,防止在手腕伸展的状态下(手背向后)因大重量负荷导致的桡骨和尺骨分离。如果动作未控制好或重量向后偏离中立位太多,损伤将变得更加严重。在力量训练中带好护具的同时,一定要养成保持手腕中立位的良好姿势。

3. 加强腕关节肌肉群训练

(1) 上翻杠铃杆和哑铃训练

练习方法:用5千克哑铃或20千克杠铃杆,双手垂握,上体稍前倾,用两小臂配合手腕上翻杠铃杆或哑铃,每组20次,休息2分钟。共练4~6组。

要求:上翻时达到掌心向前上方的部位。不要让腰的力量参加工作。开始时重量可轻一些。

(2) 上卷重物训练

练习方法:用一根直径3~5厘米、长30~60厘米的圆木棍,用一根长绳把5~15千克的重物捆在一头,另一头扎在木棍间。双手握木棍两头,用向上卷动的力把重物拉上来,每次卷动到手腕不能再卷为止,然后休息2~3分钟。共练4~6组。

要求:两手依次交替做,幅度尽量大些,休息时可上举双手抖动10~20次。

(3) 手指、手掌交换的俯卧撑

练习方法:可从站立推墙开始,然后头高脚低再过渡到平地。以头高脚低的练习为例,双手撑在床上,脚在地上成俯卧撑准备姿势。然后以手掌推床变成手指撑床面,再还原成手掌撑,反复交换10~20次为一组。每次练4~6组为宜。

要求:肘不屈,手指撑时分布尽量成圆形,各指关节成一条直线。

(4) 双手上举5千克哑铃扭转练习

练习方法:两手各握一个5千克哑铃,做顺时针与逆时针方向的扭动,各扭动20次。练4组。

要求:幅度要大些,扭动转向时要主动用力。上举哑铃可稍向外倾斜,以防互相碰撞。

一、发病后的养护

1. 饮食养护

药膳方1　猪骨汤。扁豆20克，黄芪50克，川芎30克，接骨木30克，骨碎补50克，党参30克，太子参20克，淮山药30克，玉竹30克，枸杞子30克，大枣30克，当归20克，补骨脂20克，猪蹄2只，猪骨(股骨和臂骨最佳，俗称棒子骨)1 000克。将猪骨打断为两段(使骨髓露出)，当归、黄芪、接骨木、骨碎补、补骨脂5味用纱布包后与猪蹄、猪骨和其他药物同炖，大火煮沸后，改小火慢炖2小时，炖好后取出纱布包，加适量食盐调味。此方可连服至骨折愈合。阴虚火旺者去补骨脂。此方具有补气血、健脾胃、养肝肾、补骨髓、壮筋骨等作用，可用于骨折延迟愈合的患者。

药膳方2　消肿汤。猪骨1 000克，丹参250克，黄豆250克。先将丹参用清水漂洗，除去杂质，加清水适量，文火煮沸1小时，去渣留汁，其汁与猪骨、黄豆同煮，至黄豆烂熟，食盐调味。饮汤食豆，每日1次。此汤具有祛瘀消肿的功效，可用于骨折早期局部瘀肿明显者。

药膳方3　河车鸡脚汤。紫河车1具，鸡脚6只，枸杞子60克，黄芪40克，杜仲30克，当归30克。将上述药物及鸡脚洗干净后，一起放入锅内，加适量清水，文火共煮3小时，食盐调味。饮汤食肉，每日2次服用。此汤具有益气养血、填精益髓的功效，适用于骨折后期气血虚弱、肌肉萎缩者。

药膳方4　乌鸡丹参汤。乌鸡1只，丹参40克，党参30克，枸杞子30克，黄芪40克，山药30克，芝麻30克，陈皮15克，姜、葱、黄酒适量。将乌鸡宰杀后，去内脏洗净后，将丹参、枸杞、黄芪、山药、党参、芝麻、陈皮、姜、葱置于鸡肚内和锅内，加少量黄酒文火煮至肉熟烂。本药膳具有调和气血、补精益髓的功效，适用于骨折后期气血亏虚、肝肾不足、骨折不愈合或延迟愈合

沪上中医名家养生保健指南丛书

者。可先喝汤后吃肉,每日2次。

2. 中药熏洗

(1) 骨折后肢体肿胀中药熏洗

熏洗方1　桃仁18克,红花18克,当归16克,三棱12克,桂枝12克,海桐皮12克,鸡血藤30克,川椒12克。将上述药物煎汤,趁热倒入盆内,控制好温度,先将患肢置于盆上,用毛巾围盖后进行熏蒸。待温度适宜时,将患肢浸泡于药液中泡洗,泡洗后亦可热敷患处。在熏洗过程中,注意温度适宜,避免烫伤皮肤。每日2次,每次30分钟。

熏洗方2　甘草15克,伸筋草40克,透骨草40克,合欢皮30克,莪术18克,三棱18克,川芎16克,桂枝15克,虎杖15克,威灵仙30克,刘寄奴18克,苏木18克,朴硝20克。将上述药物加水3 000毫升。煎开约15分钟。加米醋250克,将药液倒入盆内,开始熏洗患处。具体熏洗方法同上。

(2) 骨折后骨延迟愈合中药熏洗

熏洗方　海桐皮30克,透骨草30克,伸筋草30克,乳香15克,没药15克,川椒15克,桃仁15克,红花15克,桑枝15克,三棱15克,莪术15克。骨折部位肿胀明显者加芒硝10克,入煎好的汤剂一并熏洗。如有局部红、肿、热、痛等炎性症状,加金银花18克,蒲公英18克,栀子15克。将上述药物水煎后熏洗,每日熏洗2次,每次30分钟。

(3) 骨折后关节僵硬中药熏洗

熏洗方1　透骨草30克,艾叶45克,丹参20克,鸡血藤18克,桂枝15克,细辛9克,伸筋草18克,红花12克,当归15克,白芍15克,续断20克,乳香15克,没药15克,米醋100克。加水200毫升浸泡6~8小时,用武火煮开改文火煎约20分钟后,将药液倒入盆内,再将上方加水2 000毫升煎煮20分钟。将2次药液混合,将腕关节置于药液上方15~25厘米处为宜。用其热气熏,待温度适中后将关节浸泡药液中。若药液温度下降,可加温后再次熏洗,每次浸洗 40 分钟,每日 2 次。熏洗期间避免皮肤烫伤。天冷加衣被包裹。于锻炼前进行,20 次为 1 个疗程,连续 2 个疗程。

熏洗方 2　海桐皮 30 克,合欢皮 20 克,骨碎补 20 克,苏木 20 克,伸筋草 20 克,鸡血藤 30 克,威灵仙 30 克,木瓜 20 克,土鳖虫 15 克,川椒 10 克。肿胀甚者,加泽兰、苍术各 20 克,生大黄 10 克。寒盛者,加生川乌、生草乌各 10 克。以 500 毫升水浸泡 30 分钟,加热煮沸 20 分钟,先以药气熏蒸患肢,待水温 50～60℃,开始淋洗,每次 30 分钟,每日 3 次。

3. 功能锻炼

对于石膏固定者,在石膏固定之日即可开始进行伸指、握拳等运动。如果石膏托影响此项运动,应以肌肉收缩运动代替。特别是要尽量做拇指的伸屈活动,因为拇指屈伸肌的肌肉收缩可对舟骨骨折线产生纵向压力,使骨折线靠拢,有利于骨折的愈合。

1 周后即可开始进行肘关节的伸屈运动及肩关节的旋转运动,以改善肢体血液循环,保持肌肉一定张力,避免肌肉萎缩。因舟骨骨折后近端骨折块血供不好,一般骨折愈合时间比较长,需 3 个月左右。由于长时期的制动,一般多伴有腕关节的僵硬。因此,开始时应用健手辅助腕关节的伸屈、尺偏、桡偏活动,既要缓慢用力,又要不断进步。去除石膏后 1 周左右,腕关节有一定活动度后,可使用手摇式腕关节康复器进行锻炼,加速腕关节的康复进程。

4. 自我按摩

1) 预备式　取坐位,腰微挺直,双脚平放与肩同宽,左手掌心与右手背重叠,轻轻放在小腹部,双目平视微闭,呼吸调匀,全身放松,静坐 1～2 分钟。

2) 捏揉腕关节　将健侧拇指指腹按在患腕掌侧,其余 4 指放在背侧,适当对合用力捏揉腕关节 0.5～1 分钟。

沪上中医名家养生保健指南丛书

3) 合按大陵穴、阳池穴　将健侧拇指指腹放在患腕大陵穴,中指指腹放在阳池穴,适当对合用力按压0.5～1分钟。

4) 按揉曲池穴　将健侧拇指指腹放在患肢曲池穴,其余4指放在肘后侧,拇指适当用力按揉0.5～1分钟。以有酸胀感为佳。

5) 按揉手三里穴　用健侧拇指指腹按在患侧手三里穴,其余4指放在穴位对侧,适当用力按揉0.5～1分钟。

6) 摇腕关节　用健手握住患肢手指,适当用力沿顺时针、逆时针方向牵拉摇动0.5～1分钟。

7) 捻牵手指　用健侧拇、示指捏住患指手指,从指根部捻动到指尖,每个手指依次进行,捻动后再适当用力牵拉手指。

以上手法可每日做1～2次,在治疗期间应避免手腕用力和受寒。

沪上中医名家养生保健指南丛书

第六章
股骨颈骨折

✚【疾病概况】

股骨颈骨折是指由于骨质疏松、老年人髋关节周围肌肉群退变、反应迟钝或遭受严重外伤所致的股骨颈断裂。股骨颈骨折多发生于老年人，女性发生率高于男性。

股骨颈骨折的发生是内因外因综合作用的结果，尤其是老年人本身存在易发生骨折的全身和局部不利因素。老年人由于活动减少、代谢减退、内分泌紊乱等原因，股骨上端乃至全身骨质产生不同程度的疏松，越疏松越容易发生骨折。这是老年人常见此类骨折的基础。在外因中，多见于间接暴力，如平地跌倒下肢突然扭转等皆可引起骨折。少数青壮年的股骨颈骨折则由于强大的暴力所致，如车辆撞击或高处坠落造成骨折，甚至同时有多发性损伤。

股骨颈骨折按部位不同，可分为头下部、中央部和基底部骨折3种。头下部和中央部骨折的骨折线在关节囊内，又称囊内骨折。基底部骨折因骨折线在后部的关节囊外，又称囊外骨折。囊内骨折股骨头脱离了来自关节囊及股骨干的血液供应，以致骨折近端缺血，不但骨折难以愈合，而且容易发生股骨头缺血坏死。股骨颈的骨折线越高，发生股骨头缺血性坏死的概率越高。基底部骨折因骨折线在关节囊外，而且一般移位不多，除由股骨干髓腔来的滋养血管断绝外，由关节囊来的血管大多完整无损，

沪上中医名家养生保健指南丛书

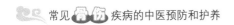

骨折近端血液供应相对较好,因此骨折不愈合和股骨头缺血性坏死的概率较低。

本病的临床主要表现:①畸形。患肢多有轻度屈髋、屈膝及外旋畸形,在移位骨折,远端受肌群牵引而向上移位,因而发生患肢短缩。②疼痛。髋部除有自发疼痛外,移动患肢时疼痛更为明显,在患肢足跟部或大粗隆部叩打时,髋部也感疼痛,在腹股沟韧带中点下方常有压痛。③肿胀。股骨颈骨折多系囊内骨折,骨折后出血不多,又有关节外丰厚肌群包围,因此外观上局部不易看到肿胀。④功能障碍。有移位骨折的患者在伤后就不能坐起或站立,有一些无移位的线状骨折或嵌插骨折病例,在伤后仍能走路或骑自行车。对这些患者要特别注意,不要因遗漏诊断而使无移位稳定性骨折变成移位的不稳定性骨折。

目前针对本病的治疗,主要提倡早期无创复位,遵循早期无创伤的解剖复位,选择合理有效的内固定器材及方法,减少局部血供破坏,改善血流灌注,促使骨折早期愈合。恢复和建立跨越骨折线的血管,迅速参与坏死骨的修复,避免股骨头坏死的发生。在选择治疗方法以前,首先要了解伤者的全身情况,特别是老年人要注意全面检查血压,心、肺、肝、肾等主要脏器功能,结合骨折进行全面考虑。股骨颈骨折愈合较慢,平均需 5～6 个月,而且骨折不愈合率较高,平均为 15% 左右。影响骨折愈合的因素与年龄、骨折部位、骨折类型、骨折和移位程度、复位质量以及内固定坚强度有关。

✚【养生指导】

一 发病前的预防

1. 加强锻炼

由于老年人各脏器功能逐渐衰退且可能体弱多病,要多参加户外活动,多晒太阳。可以参加练功十八法、八段锦、太极拳和慢跑等运动,这样可使肌肉和骨骼内的血液循环增加,有利于保持骨质正常。活动能增加钙的吸收,改善骨质疏松症,还能增强肌肉对骨骼的支持力,保持身体运动的灵活性和平衡能力。

2. 加强营养,补充钙质

老年性股骨颈骨折与骨质疏松有一定关系,且女性多于男性。其主要原因是女性绝经后,内分泌功能紊乱,雌激素水平下降,骨骼失去性激素的保护作用,对甲状旁腺素敏感性提高,使机体对钙、磷的调节处于紊乱状态,因此易发生骨质疏松。随着年龄的增长,血钙吸收率下降,骨骼中钙沉积减少,吸收钙量低于丢失钙量而出现钙的负平衡。加之活动量减少,骨骼获得的应力刺激不足,骨钙盐分解多于合成,因而易发生骨折。老年性股骨颈骨折是由于骨质疏松引起的,高钙饮食可明显减少骨质疏松的发病率。因此,应在饮食中有目的地增加含钙量丰富的食品,如乳制品、豆类、海带、芝麻、虾皮等。

3. 防止摔跤

摔跤也是导致老年人股骨颈骨折的重要因素。因此,要为老年人创造良好的生活环境,防止摔跤。地面要防滑,床铺要低,必要时加床挡,劝阻老人少到人流量大的场所,少乘或不乘公共汽车,不要骑车等。另外,有的患者可因排尿后摔倒导致骨折,因过度充盈的膀胱排空后,脑血流重新分布,可产生一过性晕厥,因此老年人要避免夜间上卫生间,最好在床旁或床旁接尿。对行动不便、反应迟钝及患有高血压、冠心病、癫痫、糖尿病者,应及时观察病情,做到早预防、早处理。尤其对用胰岛素治疗的老年糖尿病患者,要防止低血糖引起的晕厥而导致摔跤。

二、发病后的养护

1. 保守治疗的养护

（1）持续牵引

患者保持平卧体位,抬高小腿,并使脚尖朝上,足跟悬空,由

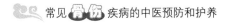
骨科医师负责牵引,以保证牵引合理、到位。

(2) 预防压疮

对于持续牵引的患者,需要长期卧床治疗。长期卧床使局部组织受压,血液循环障碍,容易发生压疮。牵引期间,要每2小时帮助更换体位1次,夜间亦要每3~4小时更换体位1次。同时,用50%红花酒精对受压部位进行按摩,改善局部血液循环,以预防压疮发生。

(3) 预防便秘

患者一定要注意饮食调节,多吃新鲜蔬菜及含纤维素多的食物,保持每1~2日排便1次,如果3~4日未解大便,可给予缓泻药,如润肠丸等。如果有便秘习惯者,要进行日常生活调治,每日清晨空腹喝一小杯淡盐水,每日睡前喝一杯蜂蜜麻油水,这样坚持下去,可使便秘逐渐消失,保持大便通畅。

(4) 增加蛋白质及钙质

每日给予新鲜的鱼类、蛋类及豆制品类,可以做些排骨汤、虾米海带汤、猪脚黄豆汤等含丰富钙质的食物,以帮助患者恢复体力。

(5) 预防关节挛缩

卧床期间要保持适当的床上运动锻炼,预防肢体废用性萎缩及关节挛缩。此外,要注意保持各关节功能位置,特别是患肢应始终处在功能状态下,这样不至于骨折愈后站立不起来。

(6) 预防坠积性肺炎

长期卧床肺活量减小,容易使支气管分泌物坠积于肺底,若合并感染则将引起坠积性肺炎。因此,在帮助患者翻身时,同时还要帮助拍背,并鼓励做深呼吸增加肺活量,便于痰液排出,保持呼吸道通畅,防止肺炎发生。此外,患者卧室要保持空气新鲜,定时通风换气,也有利于呼吸道清洁。

(7) 预防泌尿系统感染

老年骨折患者因卧床时大小便需要别人照顾,害怕麻烦别人而不敢多喝水,结果很容易引起泌尿系统感染,特别是女性患者感染率高。所以,家人要鼓励患者多喝水,每日应摄入 2 000 毫升以上水,增加排尿量,清洁尿道,预防感染。

2. 手术治疗后的养护

(1) 早期(炎性反应期,1 周内)

功能练习的早期及初期,因肌力水平较低,组织存在较为明显的炎性反应,且骨骼断端的连接尚较为脆弱,故以静力练习(关节不活动,保持某一姿势直至肌肉疲劳)为主。逐渐增加小负荷的耐力练习,即选用轻负荷(完成 30 次动作即感疲劳的负荷量),30 次/组,组间休息 30 秒,2～4 组连续练习,至疲劳为止。髋关节外展中立位放置患肢,避免髋内收动作(交叉腿等)。平卧时双腿之间垫枕头,使双腿不能并拢。不得向患侧翻身,向健侧翻身时应保护患腿,使其在整个运动过程中保持髋稍外展位。侧卧后双腿之间垫高枕头,使患腿保持髋稍外展位。不得过多行走,行走中扶双拐,患腿绝对不得受力负重,更不应以行走作为练习方法。

(2) 初期(2～4 周)

开始直抬腿肌力练习,15～20 次/组,每日 1～2 组。开始主动关节屈伸练习(在无或微痛及骨折稳定的前提下)。主动髋屈伸练习,坐位,足不离开床面。缓慢、用力,最大限度屈膝屈髋,保持 10 秒后缓慢伸直。15～20 次/组,每日 1～2 组。

(3) 中期(1～3 个月)

开始强化关节活动度,强化肌力,改善关节稳定性。逐步尝试患腿负重改善步态,通过 X 线检查确定是否可以开始负重。随骨折愈合的牢固程度,负重由 1/4 体重、1/3 体重、1/2 体重、2/3 体重、4/5 体重至最后 100% 体重逐渐过渡。可在平板健康秤上让患腿负重,以明确部分体重负重的感觉,逐渐至可达到患侧单腿完全负重站立,每次 5 分钟,每日 2 次。继续加强关节活动度练习(必须在骨折愈合程度允许的前提下),有条件可以开

沪上中医名家养生保健指南丛书

始固定自行车练习,轻负荷至大负荷,并逐渐减低座位的高度。每次 20～30 分钟,每日 2 次。

(4) 后期(4～6 个月)

继续强化肌力及关节稳定,全面恢复日常生活各项活动。如骨折完全愈合,并具备足够牢固程度,即可开始以下练习。

1) 静蹲练习　随力量增加逐渐增加下蹲的角度($<90°$),每次 2 分钟,间隔 5 秒,连续每组 5～10 次,每日 2～3 组。

2) 跨步练习　包括前后、侧向跨步练习,20 次/组,组间休息 45 秒,4～6 组连续练习,每日练习 2～4 次。

3) 患侧单腿蹲起练习　要求缓慢、用力、有控制(不打晃)。每组 20～30 次,组间间隔 30 秒,每日 2～4 次。

第七章
股骨粗隆间骨折

【疾病概况】

股骨粗隆间骨折主要是指股骨颈基底部至小转子水平之间的骨折。此类骨折主要见于老年人，男性多于女性，青壮年发病者甚少。由于股骨转子部位血液供应丰富，很少发生骨折不愈合或股骨头缺血性坏死，故其预后较股骨颈骨折为佳。但是，由于此类骨折的发病年龄较大，骨折后患者失去行动能力及社会活动，长期卧床可能导致一系列并发症而死亡。如肺炎、心力衰竭、脑血管意外、压疮、尿路感染等。因此，并发症的防治以及精心的养护是本病治疗的关键。

本病的受伤原因及发病机制与股骨颈骨折相似，患者跌倒时因过度外展、外旋，或内翻、内旋传达暴力，以及跌倒时大转子部直接受到暴力的冲击，均可造成骨折。因老年人转子部骨质松脆，故多为粉碎性骨折。根据骨折线的方向和位置，临床上可分为 4 型：顺转子间型、顺转子间粉碎型、反转子间型、转子下型。

本病的临床表现：外伤后局部疼痛、肿胀、压痛和功能障碍均较明显，有时髋外侧可见皮下瘀血斑，远侧骨折段处于极度外旋位，严重者可达 90°外旋。患者多为老年人，伤后髋部疼痛，不能站立或行走。下肢短缩及外旋畸形明显，无移位的嵌插骨折或移位较少的稳定骨折，上述症状比较轻微。检查时可见患侧

沪上中医名家养生保健指南丛书

粗隆升高,局部可见肿胀及瘀斑,局部压痛明显。叩击足跟部常引起患处剧烈疼痛。往往需经 X 线摄片检查后,才能确定诊断。

由于此类骨折患者多为高龄老人,首先注意全身情况,预防由于骨折后卧床不起而引起危及生命的各种并发症,如肺炎、压疮和泌尿系统感染等。骨折治疗目的是防止发生髋内翻畸形,具体治疗方法应根据骨折类型、移位情况、患者年龄和全身情况,采取不同方法。

✚【养生指导】

一、发病前的预防

1. 预防骨质疏松

骨质疏松是股骨粗隆间骨折的主要因素之一,因此要避免股骨粗隆间骨折的发生,首先要预防骨质疏松。骨含量下降是产生骨质疏松的原因之一,因此老年人应注意维持骨骼中的骨含量,减少骨量丢失,保持骨骼的坚韧性。要做到这一点,就要坚持每日食用含钙量高的食物,如乳制品、豆制品等。合理搭配日常的饮食,也可以服用一些补钙的药物,每日摄入的钙一般维持在 1 200 毫克左右。同时,锻炼身体和多晒太阳以促进钙的吸收。

2. 加强锻炼

注意提高关节的灵活性和肌肉的力量,加强关节和肌肉的功能锻炼,使关节和肌肉能够对抗一定的外力,减少受伤的机会。延缓视力和大脑的衰退,以提高应对突发事件的反应能力。

3. 老年人要选择合适的体育活动

根据自身的特点选择适合自己的体育活动,避免对抗性强、运动量较大的运动,以及太过激烈的运动项目,防止在运动中摔倒或受伤而出现股骨粗隆间骨折。在运动和日常生活中,要提高自我保护意识,预防骨折的发生,如在做家务事时、外出时要注意防止摔倒。

二、发病后的养护

1. 物理治疗

(1)超声波疗法

将超声波声头置于骨折部,用连续式 0.5～0.8 瓦/厘米^2,脉冲式 0.8～1.2 瓦/厘米^2,移动法 5～8 分钟。每日 1 次或隔日 1 次,10～15 次为 1 个疗程。

(2)敷磁法

骨折复位后,用石膏托或小夹板外固定,在骨折相应位置的固定物上钻 4～8 个小孔,将磁片嵌入其中,磁片应尽量靠近骨折部位,少垫纱布,以免磁片表面磁强减弱,磁片位置是异名极相对敷贴。

(3)电泥疗法

在骨折部位放好泥,泥上加铝电极,泥温度 45～46℃,直流电 20～40 毫安,中波电流 0.6～1.5 安。每次 20～30 分钟,每日 1 次,15 次为 1 个疗程。

(4)蜡疗法

用平毛刷浸沾加热到 55～65℃ 的石蜡,在治疗部位皮肤上迅速而均匀地涂抹几层薄蜡,待蜡迅速冷却后,凝成压缩的软蜡壳,形成一层导热性低的保护层。然后在保护层外再涂刷 0.5 厘米厚的石蜡壳,或用 6～8 层浸有 60～65℃ 石蜡的纱布或棉垫稍拧干,敷于保护层上,包好即可。每次 30 分钟,每日 1 次,20 次为 1 个疗程。

2. 中药外治养护

(1)中药敷贴法

川芎 120 克,生草乌 80 克,生半夏 100 克,麻黄 80 克,蟾酥 45 克,生南星 100 克,老松香 1500 克,砂仁 30 克。将上述药物研成细末,加上酒调匀如膏状,随患处大小敷贴,然后用绷带包扎固定。3 日为 1 个疗程。

（2）中药熏洗法

当归 20 克,透骨草 20 克,花蕊石 20 克,赤芍 15 克,天仙藤 15 克,蒲公英 18 克,紫地丁 18 克,苏木 12 克,刘寄奴 12 克,生蒲黄 12 克,芙蓉叶 12 克,白及 12 克,乳香 10 克,没药 10 克,桃仁 12 克,红花 12 克,茜草 18 克,艾叶 18 克,桂枝 9 克。将上述药物加适量水,煮沸 30 分钟,过滤去渣,趁热熏洗患处。每日 2 次,每次 1 小时。

3. 功能锻炼

（1）早期康复

1）体位　无论是保守还是手术治疗的患者,伤后 2 周内主要是平卧硬板床,患肢外展 30°位,患肢的足尖朝向正上方,不得斜向侧方。如患肢体位不能控制在此位置,则可穿"丁"字鞋帮助控制体位。

2）肌肉收缩锻炼　主要目的是促进患肢血运,预防肌肉萎缩和关节僵直。伤后 1 周内先做踝关节背伸、跖屈活动,每日 3～4 次,每次 10～15 分钟。踝关节屈伸的活动频率,每分钟 60～80 次。伤后 2 周时可行股四头肌舒缩锻炼,即有规律地一缩一弛,当收缩时让肌肉持续绷紧 3～5 秒,然后再放松,再绷紧、放松,如此反复进行。每日 3～4 次,每次 10～15 分钟,或至股四头肌有疲劳感为宜。

3）手法按摩　于患肢未被固定的部位,主要是股四头肌、股内外侧肌群和小腿三头肌等部位,运用搓、揉、拿、理筋、弹筋等手法进行按摩及踝关节的屈伸活动,目的在于促进血液循环,防止肌肉萎缩。注意不可做髋、膝关节的被动活动。

4）热水擦浴　在未被固定和包扎的部位,每日用热水浸透拧干后的毛巾进行擦洗,有扩张血管、促进血运、预防发生压疮的作用。

（2）中期康复

1）抬身锻炼　患者在此期仍要保持平卧、患肢外展 30°体位,双手握紧牵引床支架上的把手,以两上肢用力使肘关节屈曲,带动身体的头颅及背、腰部离开床面,但双下肢一定要尽量保持在原位置,不可有移动。上身抬起和髋关节屈曲要遵循循序渐进的原则,万不可急于求成。刚开始时只要背部能离开床面即可,以后逐渐加大上身抬起的高度和髋关节屈曲的角度。至4周时髋关节屈曲达40°~50°(半坐位)即可,手术内固定较牢固者亦可达70°~80°。

2) 抬臀锻炼 患者仍要保持患肢外展30°的体位,健侧下肢屈髋、屈膝,足底平放于床面上,双手握紧牵引床支架上的把手。患肢肌肉放松,以健侧下肢、双上肢及腰背肌同时用力,使臀部、腰背部呈同一水平面同时离开床面,向上抬起,离床的高度要由少渐多,勿操之过急。此法用于行手术内固定较牢固者,保守治疗者此期尚不可做此锻炼。

3) 关节活动锻炼 对于以手术内固定方法治疗的患者,此期可在股四头肌锻炼的基础上,试着做患肢髋、膝关节的主动屈伸锻炼,即加大大腿肌群的收缩力度,并持续收缩,将屈曲的关节维持在此位置8~10秒,然后再缓缓放松肌肉,使关节慢慢伸开。如此反复进行,每日2~3次,每次10~15分钟。

(3) 后期康复

1) 坐位锻炼 当髋关节屈曲能达65°左右时,或在他人的扶持和帮助下,试着坐到床边,屈膝90°,将双足垂于床边;或由他人帮助,在患肢不负重的前提下,坐到椅子上,行上身前俯屈髋、仰身伸髋及膝关节的屈伸锻炼。每日2~3次,每次30分钟左右。

2) 助行及负重锻炼 在他人的扶持和保护下,架双拐或扶助行器进行患肢不负重锻炼。开始时患肢不宜着地负重,1周以后,可将患肢足部平放于地面上,但上身宜向健侧倾斜,使身体重量主要由健肢承担。X线摄片显示骨折处有骨痂生长时,方可试行患肢踩地动作和逐渐负重练习,负重锻炼一定要遵循

沪上中医名家养生保健指南丛书

循序渐进,负重量逐渐增加,保护装置逐渐减少的原则,决不可急于求成。

3) 下蹲锻炼法　在扶拐锻炼期间,可暂时弃拐,手握平腰高的床头栏杆之类的坚固物,进行下蹲锻炼。方法是手握扶持物,两足尖平齐,足间距离与肩同宽,利用身体的重量,屈髋屈膝下蹲,起立时以两手用力,带动身体伸髋伸膝,恢复直立位。如此往返重复,每次蹲起以患肢肌肉有明显酸痛或疲劳感为宜。每日3~4次。

第八章
髌骨骨折

✚【疾病概况】

髌骨是膝关节的重要组成部分,是人体中最大的籽骨。在伸膝活动中,髌骨通过杠杆作用能使股四头肌力量提高约30%,尤其在伸直膝关节的最后10°～15°时,髌骨的作用更显重要。髌骨在膝关节的生理运动中主要作用体现在3个方面:①传导并增强股四头肌的力量。髌骨是伸膝装置的中间结构,其在股骨髁的滑车间,通过关节滑动减少伸屈运动中的摩擦力,增大股四头肌的力量。②维护膝关节的稳定。③保护股骨髁并使其免于直接遭受外伤性打击。髌骨骨折后如处理不当,将会严重影响膝关节的活动,甚至造成终生残疾。

造成髌骨骨折的原因很多,概括起来有两大类。一类是直接暴力,由于髌骨位置表浅,且处于膝关节的最前方,因此极易受到直接暴力的损伤,如撞击伤、踢伤等。直接暴力导致的髌骨骨折有时会合并同侧的髋关节后脱位。骨折多为粉碎性,移位较少,伸肌支持带很少损伤。另一类是间接暴力,股四头肌突然猛力收缩,超过髌骨内在应力时,则引起髌骨骨折。骨折多为横形,移位明显,但很少呈粉碎性,伸肌支持带损伤严重。

对于髌骨骨折的治疗,要求能恢复伸膝的功能,并保持关节面的完整性及光滑,防止创伤性关节炎的发生。目前比较通行的治疗方法有保守治疗和手术治疗两大类。对于无移位的髌骨

沪上中医名家养生保健指南丛书

骨折或移位不大的纵裂型骨折,可采用小夹板或石膏托固定。横断型骨折分裂在 1 厘米内的,可采用手法整复后抱髌围固定法或聚髌器外固定;在移位较大手法整复困难时,采用手术内固定。本病经积极治疗后预后良好,主要要预防创伤性关节炎的发生和股四头肌的萎缩,因此后期膝关节功能锻炼尤为重要。

✚【养生指导】

一、发病前的预防

针对上述发病原因,在预防方面应做好以下几点。

1. 加强锻炼

积极长期坚持锻炼,增加在户外活动时间,多呼吸新鲜空气,促进全身血液循环和新陈代谢。可以参加练功十八法、八段锦、太极拳和慢跑等运动,这样可使肌肉和骨骼内的血液循环增加,有利于保持骨质正常,提高骨的硬度,有效减少骨折的发生。

2. 未病先防

摔跤是髌骨骨折的重要因素,因此老年人不宜到人多和车多的地方活动。下雨、下雪或地上积水、结冰时不要外出,以免跌倒而发生骨折。平时出门时,须缓步慢行。若有眼花、耳聋、头晕等症状时,尽量减少外出,必须外出时要有人帮助搀扶走路或手拄拐杖。洗澡时,要准备好小凳子,坐着穿裤和鞋,防止跌倒。同时,在进行户外体育运动时,应合理进行体育锻炼,避免肌肉剧烈收缩而出现骨折的情况。

二、发病后的养护

1. 中药熏洗

髌骨是膝关节的重要组成部分,在保护膝关节、增强股四头肌肌力等方面有重要作用。因此,对于髌骨骨折后的养护方面,应通过各种手段最大限度恢复关节的活动度。中药熏洗在髌骨骨折后的恢复中有重要作用,可用以下熏洗方进行自我熏洗。透骨草 30 克,海桐皮 30 克,威灵仙 30 克,伸筋草 30 克,赤芍 30 克,五加皮 30 克,骨碎补 30 克,桃仁 18 克,红花 18 克,乳香 18 克,没药 18 克,防风 18 克,桂枝 18 克,续断 18 克,牛膝 30 克。将上述药物放入砂锅内,加清水 3 000 毫升,浸泡半个小时,然后煮沸 20 分钟后,取液倒于小桶内。小桶下垫橡皮单,放置膝关节下方,上面用浴巾罩住,使药液蒸气熏蒸患部左右,待药液温度适宜时,用毛巾蘸湿敷患处 20 分钟。每日 2 次。

2. 自我按摩

在髌骨骨折后期,石膏已去除,手术伤口和骨折已愈合情况下,可通过自我按摩来增强膝关节的活动功能。具体可按以下方法:首先双手拇指重叠,沿髌骨下缘挤压髌骨,以疏通髌骨周围血运,然后单手扣住髌骨,稳力向上提起,以疏通髌骨上下血脉,然后单手掌根按揉髌骨周围和股四头肌肌腱部位,反复数次,最后拍打放松髌骨周围的肌肉。上述方法可每日 1 次,每次20 分钟,坚持按摩放松。

3. 髌骨骨折术后的锻炼

髌骨骨折常见手术方式主要有:克氏针＋钢丝减张固定法、空心螺钉＋钢丝减张固定法、髌骨爪固定法、编织线荷包式缝合法。根据固定方式的不同,术后的练习原则也稍有不同。

术后练习的内容主要分成几大类:伸直功能练习、屈曲功能练习、力量练习等。

1) 伸直功能锻炼 在各种术式中,伸直功能练习均毫无限制,从下手术台那一刻开始,就应该在过伸位放置下肢,保证伸直功能无碍。术后伸直练习应始终作为重点练习项目,主要以股四头肌等长收缩练习为主,每小时不少于 100 次,以防肢四头肌粘连、萎缩、伸膝无力,为下地行走打好基础。如无禁忌,应随时左右推动髌骨,防止髌骨与关节面粘连,练习踝关节和足部关节活动。

2) 屈曲功能锻炼 经过长时间固定,膝关节都有不同程度的功能障碍,因此应采取多种形式、多种方法的锻炼。如主动锻炼与被动锻炼结合,床上锻炼与床下锻炼结合,用器械锻炼与不用器械锻炼结合等。刚去除外固定时,主动屈膝较困难,可采用被动活动形式,如别人帮助屈膝,待有一定活动度后改为主动活动。患者可在卧床时主动伸屈膝关节,也可下地扶床边或门框下蹲以练习膝关节伸屈功能。压沙袋法也很简单,即让患者坐在床边,将患肢伸出床沿,在踝部上压3千克左右沙袋,每次15分钟,每日2～3次。但应注意被动活动力量要缓和,以免造成新的损伤,同时锻炼强度应因人而异,以不引起疲劳为宜。

3) 力量练习 可练习直抬腿动作,在完全无痛的前提下,以关节充分伸直的姿态,抬起整个大腿直到与水平呈15°左右,停止至力竭,缓慢放下,重复数次,每日2～3组。前几种金属固定法因为固定可靠,可在术后早期即开始,即使稍有疼痛感也可尝试去适应。如果是荷包缝合的术式,则需要视其手术水平而决定何时开始抬腿。

4. 髌骨骨折保守治疗后的锻炼

只适用于髌骨骨折且断端无任何移位的病例。如果骨科医师断定骨折断端位置可靠,无移位,可以直接通过石膏或直夹板进行固定,通常固定后1个月以内每周拍片监测断端是否稳定。如最终稳定,可配戴支具到伤后8周,直到出现较为可靠的骨痂,骨折线模糊后才可酌情去除支具。在此期间,股四头肌要尽量安静制动,仅可以做极轻柔的髌骨松动练习:用双手分别握住髌骨的上下两极,发力使断端呈压紧状态,进行髌骨松动,通常每方向能够保证出现运动,避免髌骨出现粘连即可,不需要过量推动,防止断端分离。如果身边有经验非常丰富的康复治疗师或自己控制力度能力较强的话,可以在伤后4～6周酌情开始关节小范围屈曲练习。此时骨折仅处于纤维愈合期,骨折尚未愈合良好,要注意这个过程危险性较大,要严格控制幅度,20°～30°的微动即可在相当程度保证关节避免出现顽固的粘连。在伤后,伸直功能的练习仍不受任何限制,在无法保证关节正常屈曲练习的情况下,确保关节伸直功能也是很重要的。

5. 髌骨骨折后的饮食调理

(1) 骨折早期(1～2 周)

受伤部位瘀血肿胀,经络不通,气血阻滞。此期治疗以活血化瘀、行气消散为主。中医学认为"瘀不去则骨不能生"、"瘀去新骨生",消肿散瘀为骨折愈合之首要。饮食原则上以清淡为主,如蔬菜、蛋类、豆制品、水果、鱼汤、瘦肉等。

(2) 骨折中期(2～4 周)

瘀肿大部分吸收。此期治疗以和营止痛、祛瘀生新、接骨续筋为主。饮食上由清淡转为适当的高营养补充,以满足骨痂生长的需要。可在初期的食谱上加骨头汤、田七煲鸡、动物肝脏之类,以补给更多的维生素 A、维生素 D、钙及蛋白质。

(3) 骨折后期(5 周以上)

受伤 5 周以后,骨折部瘀肿基本吸收,已经开始有骨痂生长,此为骨折后期。治疗宜补,通过补益肝肾、气血,以促进更牢固的骨痂生成,以及舒筋活络,使骨折部的邻近关节能自由灵活运动,恢复往日的功能。饮食上可以解除禁忌,食谱可再配以老母鸡汤、猪骨汤、羊骨汤、鹿筋汤、炖水鱼等。能饮酒者可选用杜仲骨碎补酒、鸡血藤酒、虎骨木瓜酒等。

第九章
踝部骨折

✚【疾病概况】

踝部骨折是组成踝关节的内、外踝与胫骨下端关节面的骨折,为最常见的关节内骨折。踝关节的关节面比髋、膝关节的关节面小,负重大,而活动却很大,故易发生损伤,占全身骨折的3.83%,多见于青少年。踝部骨折多由间接外力引起,极少数由纵向挤压所致,常并发踝关节脱位或半脱位,治疗不当会并发创伤性关节炎。

踝部骨折平时多见,其中以踝部韧带损伤最多。一般常在行军、劳动和体育锻炼时发生,通常称踝部扭伤。但较大的暴力可引起骨折,如坠落伤、砸伤、辗压伤等,战时踝部火器伤也多见。因踝部循环较差,又处于身体低位,损伤后尤易发生水肿,愈合及抗感染能力较差,恢复时间较长。骨关节损伤后易发生畸形和关节僵硬,主要畸形有踝关节跖屈畸形,严重影响患者的承重走路功能。

目前根据骨折发生原因,结合临床体征和X线摄片,将踝部骨折分为内翻、外翻、外旋、纵向挤压、侧方挤压、跖屈、背伸等多种。其中临床上以内翻最多见,其次为外翻与外旋骨折。根据骨折脱位的程度,踝部骨折又可分为3度。①单踝骨折;②双踝骨折;③三踝骨折伴距骨脱位。

本病的临床表现:骨折后踝部不单有明显的疼痛、肿胀、瘀血和功能障碍,也可出现明显的畸形和反常活动。结合 X 线摄片也可以了解骨折的情况。因踝部骨折是关节内骨折,其治疗原则是争取解剖复位,稳妥固定,适当进行关节活动。尽量恢复其功能,防止继发创伤性关节炎。对手法或外固定不能成功者,应尽早切开手术复位,用螺丝钉或克氏针内固定。在有效固定的基础上,再配合饮食养护、功能锻炼,才能达到痊愈。

【养生指导】

一、发病前的预防

踝关节是人体下肢与足的连接处,在活动中容易发生损伤。如果一个人的踝关节力量薄弱,那么在日常生活中更易受到损伤。所以不管是曾经扭伤过或需要经常活动的人,预防脚踝损伤都是一个很重要的事情。预防脚踝损伤,可以从以下几个方面着手。

1. 合适的鞋子

鞋子介于人体脚板与地面之间,缓冲下肢对地面的压力,给下肢提供适当的稳定性与贴地性。在日常生活中要选择合适的鞋子,从而防止长时间运动造成的踝关节劳损,而诱发疲劳骨折。

2. 脚踝的保护

对于脚踝曾扭过伤的人来说,预防再度损伤而导致骨折,是相当重要的。因此,可以在日常活动中通过配戴护踝的方式来保护踝关节,防止骨折。

3. 加强踝关节锻炼

应多加强踝关节锻炼,来提高自身能力,控制预防脚踝扭伤的再发生。可以提前进行拉筋运动、本体感觉训练、脚板外旋肌肌力训练来达到力量训练的目的,要遵循科学规律,循序渐进地进行,逐渐增加踝关节训练的时间与强度。在进行踝关节力量

沪上中医名家养生保健指南丛书

训练的同时,适当配合身体柔韧与平衡训练。应该认识到,柔韧与平衡训练可以减少踝关节损伤发生的概率与程度。

4. 合理搭配膳食

胶原蛋白、钙与维生素 D 有助于关节、韧带与骨骼的生长和发育,富含胶原蛋白的食品主要有肉皮、猪蹄、牛蹄筋、鸡翅、鸡皮、鱼皮及软骨等。维生素 D 主要存在于海鱼、动物肝脏、蛋黄和瘦肉中。另外,如脱脂牛奶、鱼肝油、乳酪、坚果和海产品、添加维生素 D 的营养强化食品,也含有丰富的维生素 D。值得注意的是,维生素 D 不可过量补充,如果过量服用维生素 D,会使体内维生素 D 蓄积过多,出现中毒症状,如食欲下降、恶心和消瘦等。

二、 发病后的养护

1. 中药熏洗

踝部骨折后,主要以关节肿痛、活动障碍为主。因此,可选用一些活血化瘀、舒筋通络类中药外洗或自制中药外敷以改善临床症状。可选用下列方剂。

1) 消肿止痛膏　姜黄 150 克,羌活 120 克,干姜 120 克,栀子 120 克,乳香 150 克,没药 150 克。共研细末,用凡士林调成 60% 软膏,外敷患处。

2) 外洗方　钩藤 45 克,忍冬藤 45 克,宽筋藤 30 克,五加皮 30 克,王不留行 30 克,刘寄奴 20 克,海桐皮 20 克,防风 20 克,大黄 15 克,荆芥 18 克。煎水熏洗患肢。

2. 功能锻炼

(1) 采用保守治疗石膏固定者,遵循三阶段康复治疗原则

骨折经临床处理后即开始进行相应功能锻炼,石膏内的小腿肌肉等长收缩。抓握足趾及做膝、髋关节的主动活动。第 1 阶段时由于要消肿,患者常需卧床抬高患肢,对于体弱者要增加床上保健操的内容。第 2 阶段时要鼓励患者在支具的保护下下

床活动,患肢不负重,并加强肌力训练,防止肌肉过度萎缩。第3阶段时骨折愈合、石膏拆除,主要进行踝关节活动的恢复训练,可采用热敷等各种理疗方法与运动疗法。

(2) 对于手术治疗者可采用以下功能锻炼

1) 早期阶段(术后 1～3 周) 术后置踝关节于跖屈小于10°,接近垂直位。术后 3～7 日做患足足趾的主动活动,既能促进消肿又能为以后的锻炼做准备。一般在术后 7 日,创伤炎症开始消退,局部疼痛缓解,这时让患者做足趾活动的同时,做踝关节被动屈伸活动。方法:一手扶住踝关节,另一手握住足前部,做踝关节屈伸活动,同时嘱患者做相应肌肉收缩运动。每日早晚各锻炼 50～100 次。

2) 中期阶段(术后 4～6 周) 此期骨折已基本稳定,骨折处已有纤维组织粘连原始骨痂形成。踝关节从以被动活动为主逐渐过渡到以主动活动为主被动活动为辅。鼓励患者做踝关节主动屈伸活动,同时辅以外力来增加踝关节活动范围,每日早、中、晚各锻炼 100 次左右。同时,鼓励患者做髋及膝关节的功能活动。此期踝关节活动已基本达到正常。

3) 后期阶段(术后 6～12 周) 此期骨折已处于临床愈合期,嘱患者扶拐下床做患肢部分负重功能活动,并逐渐增加负重量,至术后 12 周离拐完全负重行走。

3. 饮食禁忌

(1) 忌偏食

踝部骨折患者,常伴有局部水肿、充血、出血、肌肉组织损伤等情况,机体本身对这些有抵抗修复能力,而机体修复组织、长骨生肌、骨痂形成、化瘀消肿的原料就是靠各种营养素,由此可知保证骨折顺利愈合的关键就是营养。

(2) 忌不消化的食物

骨折患者因固定石膏或夹板而活动限制,加上伤处肿痛,精神忧虑,因此食欲往往不振,时有便秘。所以,食物既要营养丰

沪上中医名家养生保健指南丛书

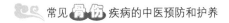

富,又要容易消化及通便,忌食山芋、芋艿、糯米等易胀气或不消化的食物,宜多吃水果、蔬菜。

(3) 忌少喝水

踝部骨折患者,行动十分不便,因此就尽量少喝水,以减少小便次数,如此虽小便次数减少,但更大的麻烦也产生了。如卧床患者活动少,肠蠕动减弱,再加上饮水减少,就很容易引起大便秘结。长期卧床,小便潴留,也容易诱发尿路结石和泌尿系统感染。所以,卧床骨折患者想喝水就喝,不必顾虑重重。

(4) 忌过食白糖

大量摄取白糖后,将引起葡萄糖的急剧代谢,从而产生代谢中间产物如丙酮酸、乳酸等,使机体呈酸性中毒状态。这时,碱性的钙、镁、钠等离子,便会立即被调动参加中和作用,以防止血液出现酸性。如此钙的大量消耗,不利于骨折患者的康复。同时,过多的白糖亦会使体内维生素 B_1 的含量减少,这是因为维生素 B_1 是糖在体内转化为能量时的必需物质。维生素 B_1 不足,大大降低神经和肌肉的活动能力,亦影响功能的恢复。所以,骨折患者忌摄食过多的白糖。

(5) 忌长期服三七片

踝部骨折初期,局部发生内出血,积血瘀滞,出现肿胀、疼痛,此时服用三七片能收缩局部血管,缩短凝血时间,增加凝血酶,非常恰当。但骨折整复 1 周以后,出血已停,受损组织开始修复,而修复必须有大量的血液供应。若继续过多服用三七片,局部的血管处于收缩状态,血液运行不畅,对骨折愈合不利。

第十章
跟骨骨折

✚【疾病概况】

跟骨骨折为跗骨骨折中最多见者,易发生于中年男性。由于跟骨骨折可严重破坏跟距关节,引起粘连和僵硬,以及骨刺形成和跟骨畸形愈合等,可遗留患足疼痛和运动功能障碍。

跟骨骨折的发生多由传达暴力所致。从高处坠下或跳下时,足跟先着地,身体重力从距骨下传至跟骨,跟骨被压缩或劈开,亦有少数因跟腱牵拉而致撕脱骨折,即跟骨结节横型骨折。跟骨骨折后常有足纵弓塌陷,结节关节角减小,甚至变成负角,从而减弱跖屈的力量和足纵弓的弹簧作用。

跟骨骨折的临床表现:常见伤后足后跟疼痛、肿胀、瘀斑、压痛明显。严重的挤压骨折,可见跟骨变宽变厚,高度降低,足弓变平。跟骨侧、轴位 X 线摄片可明确骨折类型、程度和移位方向。侧位片可识别原发骨折线,断片与外侧皮质骨的关系,以及半月形骨块的旋转程度,跟骨轴位片能清楚显示距骨下关节和截距突的情况。

自高处跌下而致跟骨骨折者,应常规询问和检查脊柱和颅脑的情况,以排除脊柱骨折、颅底骨折和脑的损伤。同样,对自高处跌下而致脊椎压缩性骨折的患者,亦不要遗漏检查有无跟骨骨折。

跟骨骨折治疗的重点是恢复跟距关节的对位关系和跟骨结

节关节角,并注意矫正跟骨体的增宽。对无移位的骨折,仅外敷活血化瘀、消肿止痛的中药加压包扎制动,按骨折三期辨证用药。3～4 周后逐步功能锻炼、负重,有移位的骨折应尽可能复位。对于不波及关节面的骨折,预后会较好。如复位不佳,或骨折线进入关节面,常会产生并发症和后遗症。常见的有平底足、创伤性关节炎、足跟痛、足跖屈无力、足跟外翻、足跟增宽畸形等。

【养生指导】

一、发病前的预防

跟骨骨折多由高处跌下,足部着地,足跟遭受垂直撞击所致,也可由于外力直接撞击跟骨后结节处导致骨折。另外,腓肠肌突然收缩可促使跟腱将跟骨结节撕脱,如足内翻应力过猛则引起跟骨前结节撕脱。本病是由于外伤性因素引起,故注意生产和生活安全,避免创伤,保证人身安全是本病预防的重点。对于高空作业者,应注意自身保护措施,避免高空坠落。在日常生活中,应尽量避免从高处跳下,使足跟着地而出现骨折。

脚底的韧带紧连着跟骨的底端,当人行走时,巨大的牵拉力集中在跟骨下面韧带上一个狭窄的区域内,反复的牵拉摩擦容易导致韧带与骨骼结合部位发炎,造成劳损,在不当外力情况下出现骨折。

鞋子是引起跟骨劳损的主要原因之一,脚部的骨骼、肌肉和韧带承受着人的整个体重,这就要求鞋子充分支持足弓,使脚掌受力均匀,韧带得到适当的放松。但是,有的制造商为降低成本,在鞋子的内部结构上偷工减料,导致鞋内构造不能有效支撑足弓,力量集中于脚掌的某一部分,这样会加大韧带的压力,容易发生踝关节扭伤而导致跟骨撕脱性骨折。

因此,要保护好脚后跟,首先要挑选质量合格的鞋,特别是运动鞋,同时注意不要让脚过度疲劳。有的人由于工作需要,例如售货员每日站立的时间较长,则可以采用改变站姿的方法,前倾和后倾站立相交替或者时而扶着柜台放松一下脚关节,以防止韧带的某一部位长时间承受太大的力量。如果脚跟已经有了疼痛发炎的现象,就应该停止运动,让韧带充分休息。还可以采用一种"跟骨垫"将后跟垫高,使脚掌受力点前移,减少后跟韧带的拉力,帮助韧带尽快恢复。

二、发病后的养护

1. 饮食养护

跟骨骨折患者除了在最初时期可能伴有轻微的全身症状外,其余时间大多没有全身症状,所以与一般健康人的日常饮食相仿,选用多品种、富有各种营养的饮食就可以了。要注意使食物易于消化和吸收,慎用对呼吸道和消化道有不良刺激的辛辣品(辣椒、生葱、芥末、胡椒)等。在全身症状明显的时候,应给予介于正常饮食和半流质饮食之间的所谓软饭菜,供给的食物必须少渣,便于咀嚼和消化,烹调时须切碎煮软,不宜油煎、油炸。以上是跟骨骨折患者的一般饮食原则,为了更快更好地促进骨折愈合,骨折患者还应根据骨折愈合的早、中、晚3个阶段,根据病情的发展,配以不同的食物,以促进血肿吸收或骨痂生成。

(1) 早期(1～2周)

受伤部位瘀血肿胀,经络不通,气血阻滞,此期治疗以活血化瘀、行气消散为主。中医学认为"瘀不去则骨不能生"、"瘀去新骨生"。可见,消肿散瘀为骨折愈合之首要。饮食配合原则上以清淡为主,如蔬菜、蛋类、豆制品、水果、鱼汤、瘦肉等,忌食酸辣、燥热、油腻。尤不可过早施以肥腻滋补之品,如骨头汤、肥鸡、炖水鱼等,否则瘀血积滞,难以消散,必致拖延病程,使骨痂生长迟缓,影响日后关节功能的恢复。在此阶段,食疗可用三七

15克,当归15克,肉鸽1只,共炖熟烂,汤肉共进,每日1次,连续7~10日。

(2) 中期(2~4周)

瘀肿大部分吸收,此期治疗以和营止痛、祛瘀生新、接骨续筋为主。饮食上由清淡转为适当的高营养补充,以满足骨痂生长的需要。可在初期的食谱上加以骨头汤、田七煲鸡、动物肝脏之类,以补给更多的维生素A、维生素D、钙及蛋白质。食疗可用当归20克,骨碎补20克,续断15克,新鲜猪排或牛排骨250克,炖煮1小时以上,汤肉共进,连用2周。

(3) 后期(5周以上)

受伤5周以后,跟骨骨折部瘀肿基本吸收,已经开始有骨痂生长,此为骨折后期。治疗宜补,通过补益肝肾、气血,以促进更牢固的骨痂生成,以及舒筋活络,使骨折部的邻近关节能自由灵活运动,恢复往日的功能。饮食上可以解除禁忌,食谱可再配以老母鸡汤、猪骨汤、羊骨汤、鹿筋汤、炖水鱼等。能饮酒者可选用杜仲骨碎补酒、鸡血藤酒、虎骨木瓜酒等。食疗可用枸杞子15克,骨碎补15克,续断15克,薏苡仁50克。将骨碎补与续断先煎去渣,再入余2味煮粥进食。每日1次,7日为1个疗程。每个疗程间隔3~5日,可用3~4个疗程。

2. 功能锻炼

(1) 第1阶段

康复时间是1~4周,锻炼目标是控制水肿和疼痛,防止骨折加重,加强其他部位的运动能力。主要方法包括保持踝关节中立位,抬高患肢,加压冰敷,正确使用拐杖和轮椅,在可忍受范围内进行股四头肌等长收缩等。

(2) 第2阶段

康复时间是5~8周,锻炼目标是控制水肿和疼痛,防止并发症,防止踝关节挛缩,恢复脚趾运动功能,加强其他部位的运动能力和心肺功能。主要方法包括继续抬高患肢和加压冰敷,在此期间可进行轻负重和使用拐杖行走,加强相邻关节的主动运动和力量练习,加强上肢力量和心肺功能。

(3) 第3阶段

康复时间是9～12周,锻炼目标是进入负重状态,进行正常步态的练习,逐渐全面恢复运动,重返社会。主要方法包括正常的步态练习,必要时增加辅助练习,轻负重和使用拐杖行走。加强距下关节练习,增加障碍练习,关节活动度练习距下关节、胫距关节等。加强腓肠肌,足底筋膜或其他软组织的练习。加强体育活动,如跳绳、游泳、爬山等,逐步恢复工作。

3. 中药熏洗

跟骨骨折后期,常伴有周围韧带慢性损伤而出现足跟周围疼痛,步行困难。在此期间适当配合中药局部熏洗对促进跟骨骨折进一步愈合、缓解足跟疼痛具有良好的效果,常用的熏洗方有以下几种。

1) 威灵消痛散 威灵仙80克,防风45克,五加皮45克,当归45克,土鳖45克,川断45克,狗脊45克,乳香30克,没药30克,五灵脂20克,陈醋1 500克。将上述药物研成粗末,每次取药末150克,加陈醋浸泡半日,煎至药液1 000毫升左右。局部先用温水洗净,再用药液熏洗、浸泡,每次1小时,每日1次。

2) 正骨洗方 葛根30克,川牛膝30克,川椒20克,羌活30克,透骨草40克,海桐皮30克,苍术30克,丹参30克,细辛10克,生川乌15克,生草乌15克,艾叶30克,米醋250克。将上述药物用纱布包裹,当锅内凉水浸泡20～30分钟,煮沸30分钟后,将药液倒入盆内加醋,先用2块小儿方巾蘸药液交替热敷患处(防止烫伤),待水温降至40°时,将患足浸入盆内或用药液洗患侧足,并按揉患侧踝关节。若水温下降可加温再浸洗,每次洗1小时左右,每日1次。

3) 透骨洗方 丹参100克,透骨草100克,海桐皮30克,赤芍30克,五加皮30克,牛膝20克。将上述药物加水3 000毫

沪上中医名家养生保健指南丛书

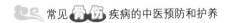

升,浸泡 2 小时,煎取药液 2 000 毫升,药液温度较高时先用毛巾蘸药液热敷,待药液温度适宜时,将患足置药液中浸泡 30 分钟。每日 1 次。患足浸泡后,可自寻疼痛敏感点,用拇指进行按摩,用力可由轻到重,每次 10～20 分钟。

第十一章
第5跖骨基底部骨折

【疾病概况】

跖骨骨折是足部最常见的骨折,该骨骼为5支并列的小管状骨,前连趾骨,后接跗骨,跖骨间有坚强的韧带连结,5根跖骨构成足的横弓。其中第5跖骨是构成外侧纵弓足前方支重点,是与后方足跟形成整个足部主要的3个负重点之一。

跖骨骨折多因直接暴力引起,如压轧、重物打击足背等。少数由间接暴力所致,如扭伤过度、旋转与外翻等。直接暴力引起者,往往跖骨骨折较为严重,在第5跖骨骨折的同时,伴有其他跖骨的骨折,骨折线多为横型、短斜型或粉碎型,折端可向跖侧成角,远折端易向跖侧移位,或有轻度移位。足扭伤时候,由于足强力内翻,腓骨短肌、腓骨第三肌猛力收缩,可发生第5跖骨基底部撕脱性骨折。另外,长途步行也可导致第5跖骨基底部疲劳性骨折。按骨折部位,可分为基底、骨干、颈部骨折。按骨折线又可分为横型、斜型、粉碎型骨折。跖骨之间相互支持,因此骨折后移位多不明显。

本病伤后临床表现:足背部明显肿胀、疼痛,局限性压痛明显,有纵轴叩击痛。如果骨折有移位,伤处往往出现畸形,有时可触及骨擦音与异常活动,患足行走困难,X线摄片可明确诊断。儿童由于跖骨基底部骨骺未闭合,此时应与第5跖骨基底部撕脱骨折相鉴别,前者无明显肿胀,骨面光滑规则,且为双侧

沪上中医名家养生保健指南丛书

性。疲劳骨折最初表现为前足痛,劳累后加剧,休息后减轻,2～3周后可在局部摸到骨隆突。由于没有明确的暴力外伤史,诊断常常被延误。

本病的治疗,对无明显移位的骨折,可外敷中药,同时配合足底托板加足背扇面形夹板固定或石膏托固定。第5跖骨基底部骨折愈合较为缓慢,骨折线消失时间较长,4～6周后为纤维连接,若局部症状消失,即可逐渐着地行走。有移位的骨折需要手法复位后再固定,固定期间可配合骨折三期辩证用药治疗,同时应积极进行功能锻炼,防止关节僵硬。

✚【养生指导】

一、发病前的预防

第5跖骨基底部骨折一般是由扭伤、车压伤、重物打击足部造成的。此类骨折也常见于运动员,由于训练不当而引起,也有一些由于长途行走以后引起的骨折,称为第5跖骨基底部疲劳性骨折。对于此类骨折应在以下一些方面进行预防。

1. 运动量要科学安排

避免应力性骨折的发生,预防疲劳损伤是关键。运动量要循序渐进,切莫突然增加运动负荷。例如,每周跑步的距离增加量不应超过10公里,每次跳跃时间不超过30分钟。平时要坚持力量练习,尤其是提高腿部肌肉力量。

2. 选择合适的鞋子

经常练长跑的人要注意自己的体重、跑步路面情况以及鞋子的耐用性等,最好是在专业体育教练员的指导下及时更换鞋子,以保证足够的鞋底缓冲功能。要选择路面平整的地方进行锻炼,避免脚部受伤。锻炼时要轻装上阵,身上不要负重,服装要宽松,鞋带勿过紧或过松,避免影响呼吸或因物体晃动增加体力消耗而疲劳。想要出门远足的朋友,首先要选择一双柔软、舒适、合脚的鞋子,尤其是女性不要穿着高跟皮鞋进行旅游或运动,这样更容易导致疲劳性骨折。其次,尽量避免长时间行走,旅游途中适当休息,并做足部按摩。夜晚用温水泡双足,睡眠时抬高双足,促进血液循环。

3. 做好膳食的调剂

美国克雷顿大学的一项最新研究显示,即使短期补充钙和维生素D都能够显著降低运动员的应力性骨折发生率。因此,在日常饮食中应尽量多吃富含钙等矿物质的食物,如瘦肉、鸡蛋、鱼虾、牛奶、大豆制品等,增加钙的吸收量,避免和减轻因钙不足所致的骨质损害。此外,多吃富含维生素的新鲜蔬菜、水果及动物内脏,适当补充维生素D,也有很好的效果。

二、发病后的养护

1. 饮食养护

对于此类骨折的饮食,应以补肝肾、强筋骨为主要目的,可选用下列一些药膳进行饮食养护。

药膳方1　羊骨1副,粳米100克,草果10克,生姜15克,陈皮9克,高良姜6克,食盐适量。先将羊骨捣碎,入锅熬煮,之后将所有佐料放入,小火熬取汤汁,用此汁代水做粥或煲汤皆可。食疗方,以羊骨入肾补骨,辅以粳米、草果、生姜、陈皮、高良姜,可以起到较好的补肝肾、强筋骨的作用。

药膳方2　小鱼500克,发酵粉6克,面粉250克,食盐、胡椒粉、植物油、猪油各适量。先将小鱼洗干净,去头和内脏,然后用食盐、黄酒、胡椒粉腌渍。将面粉、发酵粉与植物油、猪油一起加水调成酥炸糊,备用。起油锅,将腌制好的小鱼在酥炸糊内滚匀,入锅炸至金黄即可。炸酥后的小鱼可以连骨头一起食用,既可补充蛋白质,又可补钙,对大人、小孩皆有好处。鱼类大多有补益功效,既可益气养血,又助阳滋阴。而面粉性凉味甘,有养心益肾、健脾厚肠、补气养血、调和阴阳的功效。经常食用本品

沪上中医名家养生保健指南丛书

可有坚固筋骨的功效,使人行走时轻健有力。

2. 中药治疗

1) 骨折早期　可采用中药外敷治疗,选用当归尾 60 克,细辛 30 克,紫荆皮 60 克,大黄 40 克,姜黄 60 克,生川乌 30 克,苏木 30 克,皂角 40 克,肉桂 40 克,透骨草 30 克,伸筋草 30 克,丁香 30 克,白芷 30 克,红花 40 克。将上述药物研成细末,用凡士林调成软膏,用时将此软膏涂于纱布上,摊 2～3 厘米厚,敷贴于伤处。每 2～4 日换药 1 次。

2) 骨折中期　可选用五加皮 50 克,当归 30 克,海桐皮 30 克,地龙 50 克,乳香 30 克,没药 30 克,土鳖 40 克,骨碎补 40 克。将上述药物研成细末,用凡士林调成软膏,用时将此软膏涂于纱布上,摊 2～3 厘米厚,敷贴于伤处。每 2～4 日换药 1 次。

3) 骨折后期　可采用中药熏洗治疗,可选用当归 40 克,白芍 25 克,松节 20 克,独活 20 克,甘草 15 克,海桐皮 30 克,姜黄 30 克,防风 30 克,续断 20 克,伸筋草 40 克,川椒 15 克,艾叶 60 克,鸡血藤 30 克,牛膝 30 克。将上述药物水煎,药水熏洗患处,以出汗为度。再将此药水浸泡伤足,至水转温为止。每日 2～3 次,在洗后可按揉患处。

3. 物理治疗

(1) 紫外线治疗

可直接照射患部,Ⅱ 级红斑剂量,隔日 1 次,6～10 次为 1 个疗程。

(2) 磁场疗法

患处可选用贴敷法、旋磁法及脉冲电磁疗法,适用于骨折愈合过程中。如用脉冲电磁法,对置于患处,磁场强度 0.1～0.3 特(斯拉),脉冲持续时间 22～40 毫秒,频率每分钟 40～60 次,每次 10～15 分钟,每日 1 次,15～30 次为 1 个疗程。

4. 功能锻炼

第 5 跖骨基底部骨折功能锻炼主要以消除肿胀、练习步行,争取早日康复为主要目的,可做以下安排。

　　石膏固定后即应抬高患肢。3日后即可练习自主抬高患肢,可选用直腿抬高训练,伸膝后保持膝关节伸直,抬高至足跟离开床面10～15厘米处,保持每次30～60秒。每日锻炼3组,每组20～30次。并开始练习髋关节、伸屈膝关节。2周后可持双拐练习不负重步行,3周后改用单拐练习负重步行,4～5周后可解除外固定,并同时开始进行踝关节的伸屈训练。如关节僵硬,可配合使用踝关节康复器进行踝关节的主动、被动训练。6～7周后,可练习弃拐步行及下蹲训练。通过上述锻炼,足部肿胀可基本消失,踝关节活动日趋正常,骨痂生成良好,骨折处无明显疼痛者可进行职业康复。

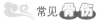

第十二章
腰椎压缩性骨折

➕【疾病概况】

腰椎压缩性骨折,是指以椎体纵向高度被压扁为主要表现的一种脊柱骨折,也是脊柱骨折中最多见的一种类型。腰椎压缩性骨折的症状特点如下:①自发性骨折,即没有明显外伤史或外伤史不明确而发生的骨折,通常把与骨质疏松相关的鱼口椎、扁平椎、楔状椎列为骨质疏松症的特征性改变。②不全性骨折,即没有明显骨折线的显微骨折,普通 X 线平片不能发现,需通过 CT、放射性核素骨扫描、MRI 检查才能确立诊断。患者多有轻微外伤史,表现为局部疼痛、肿胀和活动受限,症状无特异性,与一般软组织损伤无明显差别。③骨缺损,由于骨质疏松导致骨质量下降,很容易发生骨质压缩,产生骨缺损,如椎间盘压迹。④胸腰椎压缩性骨折,最常见。多见 T12,其次为 L1、T11,骨折的形状有鱼椎样变形、楔状椎变形、扁平椎变形。骨折部位仅限于椎体,不影响椎弓,故导致脊髓损伤的情况罕见。

腰椎压缩性骨折按形成原因,分为外伤性和自发性(或病理性)两类。前者是指遭受纵向压缩力(人体直立坠落或重物垂直砸伤)或铰链折力(脊柱极度屈、伸)等间接暴力作用所致的腰椎压缩性骨折;后者是指因骨质疏松、退行性变、感染、肿瘤等病理性原因引起腰椎椎体自发性或在轻微暴力作用下形成的压缩性骨折。

本病临床主要表现为腰背部疼痛,翻身困难,不能站立和行走。检查可发现腰背部肌肉紧张,局部肿胀或见瘀斑,受伤部位局部压痛明显,相邻棘突间的距离可有增宽或空虚。部分患者因腹膜后血肿刺激交感神经,可有腹胀、腹痛、肠鸣音减弱等。

对于本病的治疗,如果属于稳定性骨折一般需卧硬板床6~8周。压缩性骨折者可采用垫枕疗法,枕头的适宜高度为8~10厘米。这类骨折配合练功疗法效果较好,正确、适当的练功不但能使压缩的椎体复原,保持脊柱的稳定性,而且由于早期活动可增加腰背肌的力量,不致产生或加重骨质疏松现象,亦可避免或减轻后遗的慢性腰痛。如果属于不稳定性骨折,临床没有脊髓神经损伤的症状,也可以考虑保守治疗方法,但练功活动的时间应稍延后,且卧床时间应稍长。对于有脊髓神经损伤征象的,大多考虑手术治疗。

中医学认为该病早期证多属气滞血瘀,治宜行气活血、消瘀止痛;中期肿痛虽消而未尽,程度已有减轻,证多属瘀血未尽、筋骨未复,治宜活血和营、接骨续筋;后期可见腰酸腿软、四肢无力,证多属肝肾不足、气血两虚,治宜补益肝肾、调养气血。本病预后,单纯性稳定性腰椎压缩性骨折,经卧床垫枕、功能锻炼、中药内服外敷等处理,骨折愈合后功能恢复较为良好,少数损伤重者可遗留慢性腰背痛,但只要坚持锻炼和用药,一般劳动无多大影响。

✚【养生指导】

一、发病前的预防

腰椎压缩性骨折,是脊柱骨折中最常见的一种类型。临床以第 11、12 胸椎和第 1、2 腰椎最为多见,老年人由于骨质疏松的缘故,发生率更高。引起腰椎压缩性骨折的原因很多,概括起来可以分为三大类,即间接暴力损伤、肌肉拉力损伤、直接暴力损伤等。①间接暴力最为常见。多见从高处跌落,臀部或双足着地后,力向上传导至腰部;或者是重物从高处掉下冲击头、肩、背部,力向下传导至腰部导致骨折。有些老年人由于骨质疏松严重,轻微损伤如乘车颠簸、平地坐倒等,也可能会造成椎体骨折。②肌肉过度收缩也是造成腰椎压缩性骨折的重要原因,如破伤风或其他神经系统疾病所引起的肌肉强烈收缩,可产生相当大的拉应力,常见的会造成椎体附件,如横突、棘突等骨折,严重的可导致腰椎椎体压缩性骨折。③直接暴力较为少见,可见于交通事故、火器伤,或是腰部被直接打击等,这类损伤往往造成脊髓损伤而有不同程度的瘫痪等严重后果。针对上述原因,可在日常生活中做好以下预防措施。

1. 尽量减少骨量的丢失

维持骨量,使骨质疏松症病情稳定。要达到这个目的,就必须持之以恒地补钙,保证每日钙摄取量 1 200 毫克以上。同时进行体育锻炼,有计划地安排运动时间和运动方法,还要多晒太阳,接受紫外线照射,促进钙的吸收。

2. 加强肌肉的功能锻炼

尤其是腰背肌肉功能锻炼,采取"拱桥"式或"飞燕"式锻炼方法,坚强的腰背肌有助于防止腰椎压缩性骨折。

3. 减少外伤的机会

出门行走、乘车时,要防止胸椎、腰椎受到外伤。

4. 保护腰椎椎体

严重的骨质疏松症患者,要卧硬板床,必要时配戴腰围,保护腰椎椎体。

二、发病后的养护

1. 心理养护

腰椎压缩性骨折患者腰背部疼痛较重,严重影响各种生理活动,导致生活自理能力下降,需卧床休息配合治疗。患者担心治疗效果及影响家人的工作等,而表现出情绪消沉、悲观失望、恐惧、焦虑等,不能很好地配合治疗和护理。家属应经常与患者耐心交谈,解除其紧张情绪,减轻恐惧、焦虑等,树立战胜疾病的信心。对于症状轻微者,尽可能解释清楚本病的严重性和可能出现的后遗症,使患者从思想上引起重视,树立良好的心态,积极配合治疗。

2. 饮食养护

腰椎压缩性骨折患者伤后常常会出现食欲下降,加之大便不畅,早期应给予清淡、易消化、富营养的食物,如瘦肉粥、鱼片汤或粥,忌油腻、生冷食品,鼓励患者多吃新鲜蔬菜、香蕉等物。中期患者食欲好转,可给予清补,吃富含高蛋白及铁、钙、磷等微量元素的食品,如瘦肉、牛奶等。后期患者处于恢复阶段,可多食滋补、强筋壮骨的食物,如骨头汤、鸡肉炖冬虫夏草、杜仲猪骨汤等,并适量增加水果及蔬菜量。

3. 日常生活起居养护

腰椎压缩性骨折后,患者常常需要卧硬板床,使脊柱处于水平位置,从而解除骨折椎体的压力,绝对禁止坐起或下地行走。当患者需要翻身时,家属应协助患者,保持受伤局部固定,不弯曲、不扭转,用手扶着患者的肩部和髋部同时翻动,防止腰部扭伤。患者翻身时,要掌握保持躯体上下一致的原则,其方法是挺直腰部再翻动以绷紧腰背肌肉,形成天然内固定夹板,不要上身和下身分别翻转。患者侧卧后,背部可用枕头顶住,避免上下身的不一致。

腰椎压缩性骨折患者,往往需要在伤椎后凸处垫软枕治疗,利用自身的重力和杠杆原理,使脊柱前柱受到牵拉,以便恢复压缩椎体的高度和脊柱的序列,避免远期并发症。受伤当日即可垫枕,高度逐渐增加,1 周可达 10~15 厘米,垫枕处衣服应拉平,防止皱褶,防止产生压疮。

沪上中医名家养生保健指南丛书

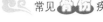
4. 功能锻炼

功能锻炼主要为腰背肌及双侧股四头肌的舒缩锻炼。腰背肌锻炼对腰椎压缩性骨折的康复极为重要,通过锻炼牵拉椎体而使压缩部分复原,防止骨质疏松的发生,避免远期椎体恢复的高度再度丢失。同时,腰背肌的力量增强,可增加脊柱的稳定性,减少脊柱退变的发生,避免遗留慢性腰背部疼痛和畸形。双侧股四头肌的舒缩锻炼,可防止股四头肌的萎缩,增加腿部的力量,防止下床后摔倒。功能锻炼一般在伤后1~2日开始,要循序渐进,每日坚持不懈。根据患者伤后患者的情况,依次采用下述锻炼方法。

(1) 五点支撑法

仰卧位双膝屈曲,以足跟、双肘、头部当支点,抬起骨盆,尽量把腹部与膝关节抬平,然后缓慢放下,一起一落为一个动作,根据患者实际情况循序渐进锻炼。

(2) 三点支撑法

让患者双手置于胸前,用头部及双足跟撑起全身,使背部尽量腾空后伸。

(3) 弓桥支撑法

患者双手及双足跟撑于床上,全身腾空呈一拱桥式。

(4) 飞燕点水法

患者俯卧,上肢后伸,头与背部尽力后仰,下肢伸直后伸,全身翘起,仅让腹部着床呈一弧形。

5. 常见并发症的养护

(1) 腹胀、便秘的养护

腰椎压缩性骨折,由于骨折后出血,形成腹膜后血肿,刺激肠系膜交感神经,使胃肠功能减弱,再加患者卧床使肠蠕动减慢,而致腹胀、便秘、饮食减少。在排除急腹症后,可热敷腹部,或口服番泻叶、大黄水。腹胀、便秘严重者,给予持续胃肠减压、灌肠,内服攻下逐瘀的大承气汤。鼓励患者多食含纤维丰富的食物和水果,可进行腹肌的收缩锻炼,养成床上排便及定时排便习惯。

（2）尿潴留养护

腰椎压缩性骨折后患者卧于床上,不适应体位改变或因腰骶部疼痛不敢用力排尿而导致排尿困难。护理上要做好患者的思想工作,解除其紧张情绪,引导其放松,采取听流水声、温水冲洗会阴部、热敷及按摩下腹部等方法促进排尿。诱导无效者给予导尿,导尿管留置时间不要超过３日,每日用生理盐水加庆大霉素冲洗膀胱及更换尿袋,预防泌尿系统感染。

（3）压疮养护

由于骨折疼痛,患者不敢翻身,腰骶部及双侧肩胛部长期受压,局部缺血而产生压疮。为防止压疮的形成,要定时帮助患者翻身,取舒适体位,予大黄红花酊按摩肩部、背部、骶尾部等骨突部位,促进血液循环,增强皮肤的抵抗力。使用便盆时,不要硬塞,应将患者臀部抬起,指导患者腰腾空,再将便盆放入。

（4）预防肺部感染

患者卧床后因位置改变不大和呼吸不深,可使支气管处积留痰液,日益加重,形成感染。预防上要经常变换体位。鼓励患者做全身锻炼,如扩胸运动、深呼吸、有效的咳嗽动作,定期翻身拍背,促进肺内分泌物和积痰排出。

（5）预防泌尿系统感染

患者卧床后,膀胱长期处于固定位置不动,尿内碱性残渣沉积膀胱底部,不易随尿液排出,久之可引起泌尿系统感染。预防上要鼓励患者多饮水,保持尿液通畅;保持尿道口和会阴部的清洁卫生,女性患者每日会阴清洁２次。

沪上中医名家养生保健指南丛书

第十三章
寰枢关节半脱位

➕【疾病概况】

寰枢关节半脱位是指寰椎与枢椎之间因内外力失衡,解剖位置移动超过生理限制范围后,不能自行回到正常状态,引起以颈项疼痛和关节运动障碍为主要临床表现的病症。严重者可造成脊髓和(或)椎动脉压迫。临床上,寰枢关节半脱位多见于儿童及青少年。

寰枢关节半脱位发生原因有两个:一是轻微外伤,如头部一侧受到打击致头面向对侧旋转,或头部碰在门上或木杆上而发生;另一是因上呼吸道感染致枕颈部韧带松弛,多因寰椎横韧带侧块关节韧带松弛,于转头时发生。

该病的临床表现,多急性起病,可无颈部外伤史,部分儿童患者可在发病前有上呼吸道感染史。但部分老年患者也可隐匿起病。自觉颈痛,颈部旋转时疼痛加重,头颅有向前下坠感,往往合并有轻重不同程度的头痛。部分患者可因椎动脉血流障碍而出现眩晕,少数移位严重的患者因脊髓受压而出现上肢麻木无力,下肢走路不稳的症状。部分患者出现头颈倾斜,体格检查发现颈肌痉挛,活动不利。其中以旋转或前屈功能受限最突出。颈椎触诊可触及颈 1、颈 2 关节突和横突凹凸不平,棘突偏歪、压痛,与 X 线摄片检查所见一致。脊髓受压者低头时可出现项背下肢放射性麻木或触电样疼痛,严重者上下肢出现锥体束征阳性。X线摄片为诊断本病的基本依据。张口正位片齿突与两侧侧块间隙宽度相差超过1.5毫米应引起注意,超过3毫米具有诊断价值。侧位片上寰椎前弓与齿突前间隙呈"V"字形,成年人>3毫米,儿童>4毫米具有诊断价值。>5毫米则可诊断寰椎横韧带撕裂。

对于该病的治疗,牵引复位是治疗寰枢关节半脱位最简便、最安全、最有效的方法。可根据患者的年龄、脱位程度以及是否合并骨折等因素,选用布兜牵引或颅骨牵引。该病一般不考虑手法复位,以免加重损伤,甚至损伤脊髓危及生命。在牵引固定期间,应加强四肢肌肉和关节锻炼,解除牵引后逐渐进行颈部功能锻炼,牵引期间可配合活血止痛中药外敷或熏洗。本病只要能及时诊断和牵引复位治疗,一般预后较好。部分患者复位不完全,但一般无明显症状,对工作生活无影响。

✚【养生指导】

一、发病前的预防

人体头颅与颈部相连,与颅骨相连的第1颈椎又称寰椎,第2颈椎又称枢椎。它们与其他的颈椎结构不太相同,均为环形。枢椎的前部环上有一个齿状突,寰枢椎间靠坚强的横韧带及几根细小韧带连在一起。这种结构使颈椎可以灵活地完成点头、摇头动作,但稳定性却比较差。而儿童头部在身体中所占比例较成年人大,颈部肌肉比较薄弱,颈椎稳定性比成年人差,这是并发寰枢关节半脱位的重要原因。儿童发生寰枢关节半脱位的原因主要是咽喉部感染和外伤,因此在预防方面要做好以下两点。

1. 预防咽喉部感染

寰枢椎间解剖功能比较复杂,小儿时期寰枢关节的稳定几乎完全取决于该区韧带结构的完整性。寰枢椎之间有4个关节,即寰齿关节、寰椎横韧带与齿突之间的关节和两侧关节突间

沪上中医名家养生保健指南丛书

关节,这4个关节的滑膜腔相互交通,而且还与寰枕关节相通。脱位原因:①咽部与颈椎上段的淋巴回流相互交通,故咽部附近感染可继发关节突间关节感染而致脱位;②颈部软组织感染扩散浸润致颈椎关节囊松弛,颈部肌肉痉缩,长时间不能恢复正常解剖对位而导致脱位;③骨周围软组织感染造成骨充血性脱钙,使横韧带自附着处松脱,齿状突后移而脱位;④儿童扁桃体及颈深淋巴结环绕颈椎上段的前方及两侧,发生感染的机会较成年人多。因此,儿童睡觉勿用过高枕头。应鼓励儿童多进行户外活动,增强体质,提高机体免疫力,预防感冒的发生。如果发生感冒,要注意保护好儿童的颈部,避免颈部进一步感受风寒。一旦发现儿童颈部活动受到限制,或抬头无力,或诉说颈痛,应立即就医,以免耽误病情。

2. 预防外伤

寰枢椎的稳定性是靠齿突后面的环椎横韧带、两侧翼状韧带和齿突尖韧带加强,头部过度屈曲时头部的功能主要集中在横韧带上,齿突恰在其中央部形成一种"切割"外力,造成韧带损伤。当颈部突然或持续伸屈时,这些韧带都可能受到挤压、牵拉损伤,造成无菌性炎症,使滑膜渗出、关节肿胀和关节囊松弛,附近肌痉挛致寰枢椎半脱位。因此,儿童应注意尽量避免一些能伤及颈椎的活动,如倒立;在垫子上练习前空翻、后空翻;在游戏中互相拉扯脖子等。

二、发病后的养护

1. 心理养护

由于患儿年龄较小,对疾病所造成的痛苦不能正确理解,缺乏持久性、坚韧性和自制力,住院后对医院的环境感到陌生和不习惯,看到穿白色制服的医护人员就会产生一种恐惧心理,表现出不合作现象。特别是年龄较小的患儿,语言表达能力差,对自身症状说不清,常表现为哭闹、拒绝治疗等。所以应根据患儿的这些特点及爱听表扬的心理,主动接近患儿,态度要和蔼,增加亲近感,动作要轻柔,不要急躁、粗暴或训斥患儿,以消除其紧张心理,获得患儿配合。

2. 日常生活起居养护

防止颈部疲劳,保持良好坐姿、卧姿,低头看书时间不宜超过 1 小时,1 个月内避免颈部剧烈运动。另外慎用空调,注意颈部保暖,预防咽喉部疾患。在睡觉枕头的选择方面,应选择荞麦皮枕头,高度以压缩后与自己的拳高为宜,枕头的形状以中央凹陷两边高为宜,接触颈椎部分应呈圆柱状,以便衬托和支撑颈曲,头部放在凹陷处,保持头低、颈高、背平的位置。日常活动应采用颈托或头颈胸石膏外固定,选用大小合适、松紧适宜的海绵颈托,内衬软布,固定时间视关节复位情况而定,一般 6～8 周后解除固定。

3. 牵引养护

采用枕颌带床前卧式持续牵引是寰枢椎半脱位获得良好复位的途径,一般颈椎在轻度过伸位的牵引中可逐渐获得复位。牵引重量 1.5～2.0 千克,保持牵引锤悬空,牵引绳与身体长轴成一直线,牵引绳上不能放置衣物,以免影响牵引效果。抬高床头 10～15 厘米,以保持牵引力与体重平衡。牵引重量应根据病情需要调节,不可随意增减,重量过小不利于复位,重量过大可导致过度牵引。保持牵引体位,去枕平卧位,脊柱平直,肩下垫一薄枕,高 4～5 厘米,使生理颈屈暂时伸直,头颈部及肩部肌肉放松,利于牵引复位。睡觉时在患儿身体两侧放一枕头,避免扭动、翻身而影响牵引效果。

4. 功能锻炼

功能锻炼在寰枢关节半脱位的中后期有重要作用,可循序渐进逐渐加大头部旋转、屈伸锻炼。但旋转不超过 75°,屈伸控制在 45°之内,同时应经常进行深呼吸和四肢功能锻炼。上肢可做扩胸运动,活动肘、腕、指间关节;下肢可行髋、膝、踝等关节的

沪上中医名家养生保健指南丛书

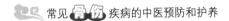

屈伸活动,并可行双足撑床,抬起臀部的锻炼。

5. 中药熏洗

中药熏洗是一种既有效又安全的治疗手段,治疗过程中对患者不良反应小,几乎无痛苦,各年龄阶段的患者均能接受。中药熏蒸通过温热效应刺激皮肤感受器,激发调整神经系统功能,促进局部血液循环,加速新陈代谢,改善局部组织营养和全身功能,药效透达皮肤,直达患处。可用以下熏洗方:桑枝 30 克,艾叶 40 克,红花 20 克,乳香 20 克,没药 20 克,苏木 30 克,防风 20 克,川椒 20 克,宣木瓜 30 克,透骨草 40 克,防己 20 克,独活 30 克,五加皮 40 克,海桐皮 40 克。每日 1 剂,用 3 000 毫升水煎,早晚各 1 次,熏洗患部 30～60 分钟,水温 40℃左右为宜。10 日为 1 个疗程,注意切勿烫伤患儿。

第十四章
颞颌关节脱位

【疾病概况】

颞颌关节脱位，又称下颌关节脱位，俗称掉下巴。颞颌关节是人体头面部唯一能动的关节，由下颌骨的一对髁状突和颞骨的一对颞颌关节窝构成，关节内有一软骨盘，将关节腔分为上、下两部，下部在开口与闭口时做铰链式动作，关节的上部则具有控制下颌骨前后滑动的作用。颞颌关节囊比较松弛，该关节的稳定性虽然与骨骼形态有关，但主要靠肌肉和韧带。

颞颌关节脱位是临床常见的脱位之一，多见于老年人。一侧脱落称为单脱，两侧同时脱位称为双脱。按脱位的时间和复发的次数，可分为新鲜性、陈旧性和习惯性3种。按脱位的性质，可分为前脱位和后脱位两种，临床以前脱位比较多见。

本病的发生与内因和外因均有密切的关系，由于老年人肝肾虚损，面部肌肉松弛，或风寒侵袭，以至关节不稳定。在正常情况下，大开口末，髁突和关节盘从关节窝向前滑动，止于关节结节的下方或稍前方。如果有咀嚼肌紊乱或关节结构紊乱的患者，当大开口末，如打哈欠、唱歌、咬大块食物、呕吐等时，翼外肌继续收缩把髁突过度向前拉过关节结节，同时闭口肌群发生反射性挛缩，使髁突脱位于关节结节前上方，而不能自行复回原位。

本病发生后典型症状是，患者多有过度张口或暴力打击等外伤史,脱位后即呈口半开,不能自动开合,语言不清,咬食不便,吞咽困难,口涎外溢等症状。如果是双侧前脱位,则可以看到下颌松垂,颌部突向正前方,上下齿列不能咬合,下齿列突于上齿列前,咬肌痉挛,双侧颧弓下方可触及髁状突,双侧耳屏前方可触及凹陷。如果是单侧前脱位,口角歪斜,颊部向前突出,并向健侧倾斜,患侧颧弓下可触及髁状突,患侧耳屏前方可触及凹陷。

本病的治疗主要采用手法复位,有口腔内手法复位和口腔外手法复位两种方法,复位后采用四头带兜住下颌部,固定 1～2 周,以保持复位后关节的位置,使关节囊得到良好的修复,防止再脱位的发生。本病的预后较好,但如果后期养护不当,有形成习惯性脱位的可能。

✚【养生指导】

一 发病前的预防

1. 观察并纠正不良下颌位置

保持上下颌牙齿分离(吃饭及吞咽时除外)和下颌肌肉放松;将双手轻轻放在面部两侧,使面部和颌骨肌以及额部、眼周肌肉放松;为了使颌骨肌放松,将舌尖置于下颌前牙后方并让其变得完全放松;每小时检查并纠正下颌位置;使下颌保持在放松位置前做几次张闭口运动可使肌肉更放松。

2. 纠正有害姿势及不良口腔习惯

避免出现张口疼痛,避免过度大张口和左右侧动,不要使下颌保持在前伸或偏颌位,不要有意识地试图重复弹响、快速大张口或牵张下颌。通过坚持观察并纠正不良下颌位置来避免磨牙或紧咬牙。不要咬指甲,吸颊,口含铅笔、钢笔、针等物品。避免过长时间将颏部或面部倚靠在单手或双手上(人们常常在看电视、读书或开会时无意识地做这种动作)。保持肩部向下和放松,避免不自然的位置,如将电话夹在肩与耳之间。

3. 生活、饮食注意事项

建议进软食,并将食物切成小块以便能舒适地咀嚼,不吃或少吃生苹果、生蔬菜、坚果等硬脆食物,不吃或少吃牛排、橡皮糖、口香糖等不易咀嚼食物。局部热湿敷或冷敷,尽量减少大张口的次数和幅度,如不要过度张口打哈欠、一口咬半个苹果等。注意面部关节区的保暖,降低肌肉痉挛的发生率。此外,由于人们在紧张以及焦虑状态下经常下意识地收紧咬肌和颞肌等升颌肌群咬紧牙关,给关节带来不必要的负担,所以还要学会调节心理,掌握放松技巧,避免长时间进行高度紧张的工作,保持乐观的心态,使自己远离张口疼痛与关节弹响的困扰。

发病后的养护

1. 中药外治养护

在颞颌关节脱位整复以后,可配合中药外敷或熏洗,以促进颌部血液循环,改善局部肌肉痉挛,巩固疗效。

(1) 中药熏洗方

透骨草 40 克,元胡 20 克,当归 20 克,姜黄 24 克,海桐皮 30 克,威灵仙 24 克,制乳香 24 克,制没药 24 克,白芷 18 克,桃仁 20 克,红花 20 克,木瓜 30 克,川断 30 克,松节 20 克。将上述药物加水 2 000 毫升,水煎取汁 1 000 毫升,过滤取药液。将药液倒入暖水瓶中,熏蒸颞颌关节部位。每日 1 次,每次 30 分钟,10 日为 1 个疗程。

(2) 中药贴敷方

三七 5 克,地龙 6 克,白芷 4 克,红花 4 克,乳香 6 克,没药 6 克,血竭 9 克,制南星 9 克,桃仁 9 克,钻地风 9 克,黑膏药 500 克。先将上述药物研成细末,再将药粉和入溶解在黑膏药内,然后用绒布和油纸制成 2 厘米×1.5 厘米大小的膏药备用。用时将此膏药烊化后,贴于患侧下关穴上。贴敷 4 日后将膏药取下,

沪上中医名家养生保健指南丛书

再烊化 1 次,仍贴原处,1 周后更换膏药以巩固疗效。在贴敷时应注意膏药温度不可过高,避免伤及面部皮肤。

(3) 中药热熨方

当归 30 克,白芷 30 克,薄荷 15 克,乳香 18 克,没药 18 克,三七 18 克,桃仁 18 克,红花 18 克,香附 18 克,川芎 18 克,苏木 18 克,丝瓜络 30 克。将上述药物研成细末分成 2 包,用小布袋装好密封,放入蒸笼加热,趁热贴敷于关节区肌肉处。每日 1 次,每次 15 分钟,10 次为 1 个疗程。热敷时患者可同时有节律地张口、闭口。药包温度应控制在 56～60℃,避免烫伤。

2. 自我按摩

日常生活中,对于习惯性颞颌关节脱位的患者,可进行面部自我按摩,以舒筋通络、滑利关节。常用方法如下。

(1) 穴位

首选下关、翳风、颊车、阿是穴、风池、合谷等。备选上关、肩井、阳陵泉等。

(2) 按摩方法

1) 用中指指端点按患侧下关、翳风、颊车、阿是穴各 100 次。刺激量由轻到重,并出现酸胀感。

2) 拿捏风池、肩井、合谷、阳陵泉各 20～30 次。

3) 用大鱼际按揉患部 5～10 分钟。

4) 用大鱼际按揉、摩擦患处。由轻到重,使局部产生热感。点穴每日 1～2 次,10 次为 1 个疗程。

点穴前,可用湿热毛巾外敷患处 6～10 分钟,以缓解局部肌紧张。点穴后,可用艾条熏灸 10～15 分钟或配合理疗,效果更好。

3. 药枕养护

(1) 强筋固颌枕

药物组成:伸筋草 600 克,透骨草 600 克,土鳖虫 300 克,络石藤 600 克,丹参 200 克,当归 300 克,生白术 600 克,磁石 600 克,冰片 30 克。将磁石打碎,其他药物除冰片外分别烘干,一起研成细末,兑入磁石碎片及冰片,混合均匀后装入枕芯。应用时,令患者侧卧,枕于颞颌关节处,左右交替。

（2）消肿止痛枕

药物组成：白矾 600 克,磁石 400 克,乳香 300 克,没药 300克,三棱 300 克,莪术 300 克,延胡索 600 克,透骨草 600 克,冰片 30 克。将白矾、磁石打碎,其他药物除冰片外烘干,一同研成细末,混合均匀后装入枕芯,制成药枕,用法同上。

（3）活络通经枕

药物组成：当归 400 克,羌活 300 克,络石藤 200 克,制川乌200 克,附子 200 克,川芎 300 克,赤芍 300 克,红花 300 克,地龙200 克,鸡血藤 200 克,血竭 200 克,灯芯草 400 克,石菖蒲 400克,桂枝 200 克,细辛 200 克,丹参 300 克,威灵仙 400 克,防风300 克,乳香 200 克,没药 200 克,冰片 30 克。将上述药物除冰片外,一起烘干,然后研成粗末,兑入冰片,混合均匀,装成枕芯,制成药枕,用法同上。

4. 物理治疗

对颞颌关节脱位后伴有的下颌肌痉挛者,可采用一些物理治疗来改善临床症状,缓解肌肉痉挛。

（1）痉挛伴有急性炎症期

1）超短波中极咬肌部位对置法,微热量　距离 1～1.5 厘米,8～12 分钟,每日 1 次。

2）超短波疗法　微热量 8～12 分钟,每日 1 次。

3）磁疗法　恒磁疗法或动磁疗法 80～200 毫特斯拉（mT）,10～15 分钟,每日 1 次。

（2）慢性炎症时期

1）中波-碘离子导入（10%碘化钾溶液）　作用极置病侧面部（－）、肩胛间区（＋）约 5 毫安,0.5 安培 15～25 分钟,每日或隔日 1 次（或用直流电透明质酸酶导入病变区治疗）。

2）热疗法　如太阳灯、红外线、蜡疗（50～54℃）、泥疗

(40～42℃)治疗痛侧面部 20～30 分钟,每日 1 次。

3) 超声波(脉冲式) 0.5～0.8 瓦/厘米^2 慢移法接触病部,每次 6～8 分钟,每日或隔日 1 次。

4) 温热疗法加碘离子导入疗法,加按摩及被动张口运动(自用木筷徐徐张开每日数次)。

5) 温热法加超声波,加按摩及被动张口运动,每日 1 次。

5. 功能锻炼

颞颌关节旋转和平移控制,目的在于调整颞颌关的旋转轨迹,减少或者去除弹响或者咔他声,用协助的方式限制颞颌系统旋转(令其正常旋转)。

做操以前请保持身体非常松弛,颞颌关节处不要有丝毫压力或紧张感。保持头、颈、背的良好姿势。

(1) 预备动作

1) 放松 停止一切动作,放松压力。

2) 张嘴,念"emma" 让下巴略放下与嘴轻张,保持该姿势。

3) 置上腭 将舌头放置于上腭(两颗上门牙之后的部位)。

4) 体态 想象两根绳子,一根从头的上后部悬到房顶,另外一根从胸骨往上拉。

5) 呼吸 腹部呼吸。

(2) 第 1 阶段

1) 将舌头顶住上腭。

2) 将示指(手指 1)顶住患侧面部的颞颌关节部位(耳朵前一点那个部位,患侧指疼痛更严重的那侧)。

3) 另一示指(手指 2)顶住下巴尖。

4) 在手指 2 的指引下,将嘴张开,下巴放下并向喉咙部位靠。

5) 在镜子中观察这个张口动作,确认嘴是笔直张开的(保持舌头抵着上腭)。

每组 5 次,每日 5 组。第 1 阶段做几天,没有任何问题,且张口不感觉任何困难以后,可以进入第 2 阶段。

(3) 第 2 阶段

1) 将舌头抵住上腭。

2) 将两个示指分别抵住左右两侧颞颌关节(耳前部位)。

3) 张嘴,下巴放下,并往喉咙部位收。

4) 在镜中观察这个动作,确保嘴是笔直张开的。

一组 5 次,每日 5 组。第 2 阶段做几天,没有任何问题,且张口不感觉任何困难以后,进入第 3 阶段。

(4) 第 3 阶段

1) 舌头抵住上腭。

2) 将示指(示指 1)抵住患侧的颞颌关节部位(耳前)。

3) 另一只示指(示指 2)抵住下巴。

4) 在示指 2 的指引下,张嘴,下巴放下并向喉部收。

5) 将抵住上腭的舌尖放下,将嘴张开并往喉部收到最大程度(依然在示指 2 指引下)。

6) 在镜中观察这个动作,确保张口保持笔直。

每组 5 次,每日 5 组。第 3 阶段做几天,没有任何问题,且张口不感觉任何困难后,进入第 4 阶段。

(5) 第 4 阶段

1) 舌头抵住上腭。

2) 两个示指抵住双侧颞颌关节。

3) 张嘴,将下巴放下,并往喉部收。

4) 将抵住上腭的舌头放下,将嘴张开往喉部收到最大程度。

5) 在镜中观察这个动作,确保嘴巴张开时保持笔直。

每组 5 次,每日 5 组。

第十五章
肩关节脱位

➕【疾病概况】

肩关节脱位,又称脱臼,多见于青壮年,男性多于女性,是临床上最常见的脱位之一,占全身关节脱位的40%以上。肩关节由肩盂和肱骨头构成,肩盂小而浅,肱骨头呈半球形,其面积为盂的4倍。肩关节囊薄弱松弛,活动范围大,易发生脱位。

肩关节脱位分前脱位和后脱位两种,以前者多见,多因间接暴力所引起。如当上肢外展、外旋及后伸时,手或肘部着地,暴力即沿肱骨纵轴向近侧端冲击,肱骨头突破关节囊前壁或自下方脱出,移位至喙突下或锁骨下方。肩关节脱位多见于青壮年及男性中学生,有的患者还伴有肩部骨折。肩关节后脱位临床较为少见。

本病的临床表现主要是有明显的外伤史,肩部疼痛、肿胀和功能障碍,伤肢呈弹性固定于轻度外展内旋位,肘屈曲,用健侧手托住患侧前臂,外观呈"方肩"畸形,肩峰明显突出,肩峰下空虚,在腋下、喙突下或锁骨下可摸到肱骨头,伤肢轻度外展,不能贴紧胸壁,如肘部贴于胸前时,手掌不能同时接触对侧肩部(Dugas征,即搭肩试验阳性),上臂外侧贴放一直尺可同时接触到肩峰与肱骨外上踝(直尺试验阳性),X线摄片检查可明确脱位类型和确定有无骨折情况。肩关节脱位发生后,应注意有无合并症,肩关节有脱位病例30%～40%合并大结节骨折,也可发生肱骨外科颈骨折,或肱骨头压缩骨折,有时合并关节囊或肩胛盂缘自前面附着处撕脱,愈合不佳可引起习惯性脱位。肱二头肌长头肌腱可向后滑脱,造成关节复位障碍。腋神经或臂丛神经内侧束可被肱骨头压迫或牵拉,引起神经功能障碍,也可以损伤腋动脉。

后脱位临床症状不如前脱位明显,主要表现为喙突明显突出,肩前部塌陷扁平,在肩胛下部可以摸到突出肱骨头,上臂略呈外展及明显内旋的姿势。肩部头脚位 X 线摄片可明确显示肱骨头向后脱位。

对于该病的治疗,主要采用保守治疗手法复位,一般不需要麻醉。对老年患者,耐受力差或手法复位困难者,可给予关节内麻醉后进行手法复位。如果脱位同时合并骨折的患者,则需要手术治疗。一般骨折复位成功后,采用绷带固定,并配合骨折三期辩证中药内服外敷、功能锻炼,预后良好。

✚【养生指导】

一、发病前的预防

肩关节脱位多因间接暴力所引起,一般来说,侧方跌倒,手掌着地,躯干倾斜,肱骨干高度外展、外旋位,由手掌传达到肱骨间的外力可冲破关节囊的前壁,向前滑出,造成肩关节前脱位。当肩关节前方受到冲击时,可使肱骨头向后冲破关节囊造成肩关节后脱位,肩关节后脱位临床较为少见。因此,在日常生活中应在以下方面进行预防,防治肩关节脱位的发生。

1. 加强锻炼

随着年龄的增大,活动量减小,稳定肩关节的肌肉、肌腱和关节囊出现退变松弛和乏力,加之动作不协调,很容易出现肩关节周围的损伤。因此,应积极长期坚持锻炼,多呼吸新鲜空气,促进全身血液循环和新陈代谢。可适当进行练功十八法、八段锦等运动,以保持骨质正常,增强骨骼硬度,有效防治骨折的发生。

2. 未病先防

平时出门时,须缓步慢行,下雪或地上积水、结冰时,外出更要注意,以免跌倒而发生肩关节脱位。在进行户外体育运动时,应合理进行体育锻炼,避免一些有损肩关节肌肉的剧烈运动,防治肩关节脱位的发生。

二、发病后的养护

1. 功能锻炼

经复位后三角巾或绷带将患肢悬吊于胸前,保持内收、内旋位。

(1) 即日开始在胸前固定位做指、腕、肘主动练习

1) 伸指、握拳练习　用力张开手掌保持 2 秒,然后以最大的力量握拳,保持 2 秒,放松后重复,每小时练 5～10 分钟。

2) 肱三头肌等长收缩练习　患肢上臂背侧肌肉等长收缩练习,可在健侧肢体协助保护下进行。每组 30 次,每日 3～4 组。

3) 耸肩练习　耸肩至可耐受的最大力量,保持 2 秒,放松后重复。每组 30 次,每日 3～4 组。

4) 腕关节的主动屈伸练习　尽量大范围活动腕关节,每组 30 次,每日 3～4 组。每个动作重复 5～6 次,可每日增加 2 次左右,达到 20 次。

(2) 第 1 周起,在以上准备姿势上增加功能练习

(1) 指、腕、肘的阻力练习。

(2) 站立,上半侧躯体向患侧屈并前倾,在悬吊带内做肩前屈、内收和内旋的摆动练习。

(3) 第 2 周起,准备姿势同上,增加功能练习

1) 肩前后、内外的摆动练习。

2) 肩前屈、内收、内旋的主动运动,运动幅度可逐渐加大。

在第 2 周内,必须尽量避免上臂外旋活动,以免影响软组织修复。

(4) 第 3 周逐渐增加肩外展、后伸、外旋的抗阻力练习

肩外展、后伸和外旋的主动牵引练习,注意加强肩胛带肌练习以恢复肩关节的稳定性,这对于有重复肩脱位病史的患者尤其重要。主要练习方式如下。

1) 前平举练习　手臂在体前抬起至无痛角度(不得耸肩),于最高位置保持 2 分钟,休息 5 秒,连续 5 次为 1 组,每日 2～3 组。从屈肘开始,力量增强后伸肘进行。

2) 侧平举练习　手臂在体侧抬起至无痛角度(不得耸肩),于最高位保持 2 分钟,休息 5 秒,连续 5 次为 1 组,每日 2～3 组。从屈肘开始,力量增强后伸肘进行。

3) 肩后伸练习　臂在体侧向后抬起至无痛角度(不得耸肩),于最高位置保持一定时间或完成动作为 1 次。从屈肘开始,力量增强后伸肘进行。

4) 抗阻外旋练习　站或坐位,上身保持正直,手臂贴紧体侧,屈肘90°,手握一弹性皮筋的一端,皮筋的另一端固定于某处(可用健侧手握住固定),向外侧用力牵拉皮筋至最大角度并保持一定时间。此练习主要加强肩关节外旋肌肌力,锻炼肩袖肌肉群,提高肩关节和肩胛骨的控制能力及稳定性。

5) 抗阻内旋练习　站或坐位,上身保持正立,手臂贴紧体侧,屈肘90°,手握一弹性皮筋的一端,另一端固定于某处,向内侧用力牵拉皮筋,使手接近身体至最大角度保持一定时间。此练习主要加强肩关节内旋肌肌力,锻炼肩袖肌肌群,提高肩关节和肩胛骨的控制能力及稳定性。

去除悬挂带后,应逐渐增加肩外展、后伸和外旋的主动运动,动作缓慢、柔和,幅度逐渐扩大。进行肩前屈、内收、内旋的抗阻力练习。肩前屈的主动和助力练习,强化肩关节各活动方向肌群的肌力,通过哑铃或皮筋抗阻力量练习,选中等负荷(完

成 20 次动作即感疲劳的负荷量）。逐渐增加负荷的重量，全面恢复关节功能水平，恢复正常生活、训练。并配合推拿、理疗等，以防肩关节周围组织粘连，加快肩关节功能的恢复。陈旧性脱位，固定期间应加强肩部按摩、理疗。

2. 饮食养护

（1）急性期药膳养护

1）归芎粥　当归头 30 克，川芎 20 克，粳米 150 克。将当归、川芎放入砂锅内，水煎 30 分钟，去药渣，加粳米煮粥服。每日 1～2 次。

2）当归胡椒瘦肉汤　胡椒 10 克，当归 30 克，猪瘦肉 80 克。水煎，饮汤吃肉，每日 1 次。

3）黄芪肉桂瘦肉汤　黄芪 40 克，肉桂 12 克，猪瘦肉 80 克。水煎吃肉饮汤。每日 1 次。

（2）恢复期药膳养护

1）黄芪当归猪胰汤　黄芪 40 克，当归 30 克，猪胰 1 具。水煎，饮汤吃猪胰。每日 1 次。

2）入地金牛煲鸡蛋　入地金牛根 30 克，鸡蛋 2 枚。水 2 碗煎煮，蛋熟去壳再煮 10 分钟，煮成 1 碗，饮汤食蛋。

3）当归猪肝粥　当归 30 克，猪肝 60 克，糯米 80 克。同煮粥，佐膳食用。

4）芪归炖鸡　黄芪 40 克，当归 30 克，童子鸡 1 只，生姜与盐适量。先将童子鸡宰杀去毛及内脏后洗净，再将黄芪、当归、生姜洗净放入鸡腹中，入砂锅内加适量水及盐，用小火慢炖 2 小时，吃鸡肉喝汤。3 日 1 剂。

5）当归血藤鸡蛋汤　全当归 30 克，鸡血藤 30 克，木香 15 克，陈皮 15 克，赤芍 15 克，桑枝 30 克，鸡蛋 1 枚。将鸡蛋与诸药同煮，待蛋熟后去壳再煮 5～10 分钟，食蛋饮汤。每日 3 次，每次 1 个。

6）附桂猪蹄汤　附片 15 克，桂枝 15 克，桑枝 40 克，羌活

20 克,猪蹄 1 对,调料食量。猪蹄去毛杂洗净剁开,诸药布包,加水同炖至猪蹄熟后,去药包,加食盐、味精、胡椒粉等调味,煮沸服食。

7)当归二枝粥　当归 15 克,桂枝 15 克,桑枝 20 克,大米150 克。诸药水煎取汁,加大米煮为稀粥服食。每日 2 次。

8)桑枝大枣粥　桑枝 40 克,大枣 8 枚、大米 100 克。桑枝水煎取汁加大米、大枣煮粥。每日 2 次,中、晚餐服食。

9)葛根桂枝苡仁粥　葛根 40 克,桂枝 20 克,薏苡仁 40克,粳米 80 克,盐适量。先将葛根、桂枝加适量水煮沸 30 分钟去渣取汁,再将薏苡仁、粳米放入药汁中,煮沸后用文火慢熬至米烂粥熟时加盐调味,分 2 次温服。每日 1 剂。

3. 中药熏洗

肩关节脱位复位治疗初期,中药熏洗是个不错的选择。推荐以下两个中药熏洗方。

1)熏洗方一　透骨草 40 克,伸筋草 40 克,桑枝 30 克,苏木 30 克,秦艽 30 克,桃仁 18 克,红花 18 克,地鳖虫 18 克,丁香18 克,松节 18 克,白芷 18 克,艾叶 30 克,白鲜皮 18 克,海桐皮18 克。

用法:将上述中药材熬煮后,先对脱臼部位进行 20 分钟熏蒸,等水温降到手可以伸进去的时候,用干净的毛巾蘸水擦洗肩部。每日熏洗 2 次,2 周即可。

2)熏洗方二　麻黄 18 克,桂枝 18 克,伸筋草 18 克,透骨草 18 克,归尾 18 克,威灵仙 18 克,鸡血藤 18 克,骨碎补 18 克,木鳖子 16 克,续断 16 克,乳香 16 克,没药 16 克,甘草 10 克,红花 10 克,桃仁 10 克,川芎 18 克,桑枝 18 克。

用法:上药以冷水 6 000 毫升浸盆内,约 20 分钟后,微火加热至沸为度。用两条毛巾轮换热敷患处 35 分钟左右,每日 3次,水少时可续水保持 6 000 毫升,1 剂可洗 3 日。

此外,还可以选用一些外用药物涂抹肩部,如红花油、药酒、

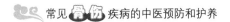

伤科灵喷雾剂、云南白药气雾剂等。

4. 自我按摩

（1）指揉痛点

肩关节脱位复位后,有些患者肩部存在很多压痛点,凡是按压出现疼痛的地方都是治疗的部位。使用对侧手的拇指、中指或示指按揉患侧肩部疼痛的部位,以能忍受为度,每次揉 10 分钟左右。目的是放松肩部软组织,为后续的运动锻炼肩部做准备。

（2）点穴止痛

按压患侧的合谷、手三里和曲池穴,这是肩部和上肢止痛的有效穴位组合。

第十六章
桡骨头半脱位

✚【疾病概况】

　　小儿桡骨头半脱位是临床中常见的肘部损伤,又称牵拉肘。多发生于4岁以下的幼儿。幼儿桡骨头发育不完全,头颈直径几乎相等,环状韧带松弛,故在外力作用下容易发生半脱位。该病男孩发病多于女孩,左侧多于右侧。

　　该病的发生,多为间接外力所致。当幼儿因穿衣,行走跌倒,或上阶梯时,肘关节在伸直位,其手被成人握住用力向上牵拉前臂并有旋转时,桡骨头可自环状韧带内滑出,并可向前向桡侧移位,将环状韧带夹在肱骨小头与桡骨头之间,形成桡骨头半脱位。

　　本病的临床表现主要是,发病前幼儿的患肢有被纵向牵拉损伤的情况,损伤后幼儿因疼痛而哭闹,并拒绝使用患侧肢体,也害怕别人触碰患肢。检查可以发现患儿前臂常处于旋前,肘关节处于屈曲的位置,桡骨头部有压痛感,肘关节屈伸活动受限,前臂往后旋转的功能明显受限。

　　对于本病的治疗,通常采用手法复位即可得到满意的结果。对于个别年龄较大的患儿,手法复位失败时,需要手术切开复位,并修复环状韧带,这种情况比较少见。手法复位后将患侧上肢采用三角巾悬吊1周即可。部分患儿因反复损伤容易形成习惯性脱位。一般习惯性脱位随着幼儿年龄增长,骨与软组织发

沪上中医名家养生保健指南丛书

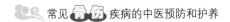
育,会逐渐减少脱位次数,至患儿 5 岁后,一般不再发生。

✚【养生指导】

一、发病前的预防

桡骨头的关节面和桡骨纵轴有一定倾斜度,其大小与前臂旋转活动有关,倾斜度的变化会影响环状韧带的上下活动,在前臂的旋前、旋后位,这种倾斜度的可变性无疑使之易于脱位。当肘关节伸直位手腕或前臂突然受到旋转动作的纵向牵拉,环状韧带下部将产生横行撕裂,向下轻微活动,肱桡关节间隙变大,关节囊及环状韧带上部由于关节腔的负压作用,只需滑过桡骨小头倾斜远端一部分关节面就可嵌顿于桡骨关节间隙,从而阻止桡骨小头复位,造成桡骨头半脱位。因此,在桡骨头半脱位的预防方面,应在日常生活中做到以下几点。

1. 防止不当牵拉

桡骨头半脱位是肘受牵拉所致,常发生于家长牵着孩子走路时,在其跌倒瞬间猛向上牵其胳膊,或穿衣时用力拉其手,或手提其双腕悬空摆动戏耍所致。因此,在日常生活中应避免对小孩的肘关节进行不适当的牵拉,如平时牵拉(提)小儿手部时,应同时牵拉衣袖,防止直接牵拉手部而导致发病。成人与小儿嬉闹时应注意方法,不能单牵(提)手。在给小孩穿衣服时,应避免手部旋前位牵拉,应和衣袖同时拉扯。

2. 经常锻炼,增强幼儿体质

孩子在幼儿园每日都应该有足够的户外活动时间,让幼儿得到足够的日光照射,充分呼吸新鲜空气。应该为幼儿安排多样化的体育锻炼项目,以提高幼儿自身的骨骼强度。家长应充分利用双休日和平时饭后散步时间,进行幼儿乐于接受的亲子游戏活动,循序渐进加大幼儿的运动量。季节变化应及时为幼儿增减衣服,避免幼儿受凉。要保证幼儿有足够的睡眠时间。

同时,在体育锻炼时应注意,幼儿不宜做过度甩手动作,不宜进行吊环、拔河等上肢用力较大的运动。

3. 合理营养,切忌过补

合理的营养是保障孩子正常生长、保持骨骼健康的必备条件。当体内营养不能满足儿童骨骼生长需要时,身高增长的速度就会减慢。因此,要想孩子骨骼健康,首先要注意营养。作为家长,为孩子准备的饮食应该力求品种多样,因为品种齐全、营养均衡的食物结构,对孩子健康十分重要。肉类、谷类、奶及奶制品、水果蔬菜合理搭配,要避免和纠正儿童挑食、偏食等不良习惯。在春季,孩子生长发育加速,需要的钙量也相应增加,家长应多给孩子吃些豆制品,如豆腐、豆腐干等,增加对钙、铁的吸收。并在补充含钙食品的同时,多带孩子到户外晒晒太阳,以帮助对钙的吸收。另外,多吃些深色食物可帮助孩子补铁,如猕猴桃、橙子、黑木耳、黑芝麻、瘦肉等。

二、发病后的养护

1. 按摩复位

可采用拔伸牵引、旋转前臂的手法进行复位。具体方法:一人抱住患儿,医者一手捏住患肢肱骨下端(即肘部),将拇指按压与桡骨小头的前方曲池穴处,向外侧用拔筋法,同时捻搓按压桡骨小头,另一手捏住患者腕关节上方,施上肢牵引,将患肢的手掌朝向面部,做前臂旋前、旋后和屈肘活动。如拇指下有弹跳感或听到清晰的弹响声,说明已经复位。然后再做2～3次伸屈肘关节动作,以利复位关节的稳固。复位后,以三角巾悬吊肘部2～3日,1周内切勿再牵拉小儿患肢,以免造成习惯性脱位。

复位后,家长可用拇指和其余4指形成弧形,手掌侧面及手掌均接触患儿肩部三角肌,以手指对合之力拿握患儿上肢3～5遍。同时,可用拇指指腹分别按压大椎、肩髃、肘髎、曲池、手三里、外关、内关、少海、小海等穴。力量轻巧,边按边揉,每次选

沪上中医名家养生保健指南丛书

2～3穴,每穴1分钟,每日1次。

2. 生活调养

小儿桡骨头半脱位经按摩复位后,一定要注意再次发病。要求家长在穿衣和脱衣服时,特别注意避免用力牵拉,待一切恢复正常后加强功能锻炼,增加小儿的活动量。饮食调养应保证充足的营养,宜用高蛋白、高糖类、高维生素的饮食,可多吃瘦肉、鸡肉、鱼肉、蛋、奶、豆制品以及新鲜水果,对受伤的各种组织再生修复有很大的好处。

3. 中药外治调养

(1) 中药外敷治疗

1) 三色敷药(石筱山经验方)

组成:黄荆子(去衣炒黑)8份,紫荆皮(炒黑)8份,全当归2份,木瓜2份,丹参2份,羌活2份,赤芍2份,白芷2份,片姜黄2份,独活2份,甘草半份,秦艽1份,天花粉2份,怀牛膝2份,川芎1份,连翘1份,威灵仙2份,木防己2份,防风2份,马钱子2份。本药具有消肿止痛,祛风湿,利关节作用。治损伤初、中期局部肿痛,亦治风寒湿痹痛。将上述药物研成细末,用蜜糖或饴糖调拌呈厚糊状,敷于患处。

2) 消瘀止痛膏(王子平经验方)

组成:木瓜60克,栀子30克,大黄150克,蒲公英60克,地鳖虫30克,乳香30克,没药30克。本药膏具有活血祛瘀,消肿止痛作用。主要适用于脱位后伤筋,初期肿胀疼痛剧烈者。将上述药物研成细末,饴糖或凡士林调敷。

3) 损伤风湿膏(石筱山经验方)

组成:生川乌4份,生草乌4份,生南星4份,生半夏4份,当归4份,黄金子4份,紫荆皮4份,生地4份,苏木4份,桃仁4份,桂枝4份,僵蚕4份,青皮4份,甘松4份,木瓜4份,山柰4份,地龙4份,乳香4份,没药2份,羌活2份,独活2份,川芎2份,白芷2份,苍术2份,木鳖子2份,山甲片2份,川断2份,山栀子2份,地鳖虫2份,骨碎补2份,赤石脂2份,红花2份,丹皮2份,落得打2份,白芥子2份,细辛1份,麻油320份,黄铅粉60份。可用麻油将药浸泡7～10日后以文火煎熬,至色枯,去渣,再将油熬,2小时左右,滴水成珠,离火,将黄铅粉徐徐筛入搅匀,成膏收,摊用。本药膏具有祛风湿,行气血,消肿痛作用。主要适用于脱位损伤肿痛。

(2) 中药熏洗治疗

四肢洗方(龙华医院经验方)

组成:山柰12克,红花9克,当归尾12克,生川乌9克,海桐皮12克,独活9克,威灵仙15克,樟木15克,苏木12克,鸡血藤12克等。将上述药物浸泡后,煎水熏洗,每日2次,每次15～30分钟。本药方具有活血通络,祛风止痛的作用。

(3) 中药热熨治疗

正骨烫药(龙华医院经验方)

组成:当归12克,羌活12克,红花12克,白芷12克,乳香12克,没药12克,骨碎补12克,防风12克,木瓜12克,川椒12克,透骨草12克,川断12克等。将上述药物装入布袋后放在蒸笼内,蒸热后敷患处。本药方具有活血舒筋,祛风通络的作用。

第十七章
颈 椎 病

【疾病概况】

颈椎病是因椎间盘、骨、关节及韧带退行性改变或因劳损、感受风寒湿邪诱发加重退变，导致颈部肌肉、韧带、神经、脊髓、血管遭受刺激或损害而产生的一系列临床症状和体征的综合征。其临床表现多样，症情复杂。可以分为颈型、神经根型、椎动脉型、脊髓型、交感神经型、混合型等几个类型。

颈部肌肉为颈椎的动力平衡系统，骨骼、韧带、椎间盘为颈椎的静力平衡系统。因此，在颈椎病的发病过程中，既有椎间盘、韧带、椎体的退变，又有肌肉的劳伤。

颈椎病属中医学"痹症"、"痿症"、"痰饮"、"眩晕"、"伤筋"等范畴。外因包括风寒湿、慢性劳损、咽喉部感染等因素；内因乃正虚邪实、气血失调、脏腑不和等。肝主筋，肾主骨。肝肾不足不能濡养筋骨，则容易发生骨关节退行性改变。

颈椎病的临床表现十分复杂，如果将各型颈椎病的症状、体征综合起来，则从头胸到腿足，从皮肤到某些内脏器官，都可有异常表现。因为该病往往缠绵难愈，不仅影响颈部神经根、血管、脊髓，而且常常波及脑、心血管、胃肠道等组织器官。最常见的临床表现为头痛、眩晕、咽痛、颈项肩痛、胸痛或胸部裹束感，肢体肿胀、麻木，胃脘不适、心悸多汗、步态失稳、二便失常等。

中医根据辨证结果对颈椎病进行治疗。颈椎病辨证可分为风寒湿、气滞血瘀、痰湿阻络、肝肾不足及气血亏虚等。

✚【养生指导】

颈椎病的养生指导原则:发病前注意颈部保暖,避免一个姿势过久,减少劳损;发病后减少发作,避免加重。

一、发病前的预防

1. 采取适当的功能体位

颈椎是整个脊椎中体积最小,但最灵活、活动频率最高的节段,它承担着很大负荷,长期使头颈部处于不良的坐姿或长久停留在电脑前,最容易造成颈项肌疲劳,日久导致颈椎病的发生。因此,预防颈椎病的发生必须注意使头颈部处于适当的功能体位。

1) 正确的坐姿　看书时应正面注视,保持脊柱正直,不要偏头。在工作和学习时,每隔 40 分钟应活动颈部,做仰头或左右转头活动。每间隔 1～2 小时就应该自由伸展四肢 3～5 分钟。长期开车、从事文案工作的人员,要尽可能多动少静,多走少坐,改变边接电话边办公的不良习惯。

2) 采取良好的卧姿　最好采取侧卧或仰卧,不可俯卧。一个良好的睡眠体位,既要维持整个脊柱的生理曲度,又应感到舒适,方可达到使全身肌肉松弛、容易消除疲劳、调整关节生理状态的作用。

3) 选择适当的床与枕头　应选择有利于保持脊柱平衡、有适度弹性的床铺。枕头的形态应以中间低、两端高的元宝形为佳。其次,对枕芯内容物选择也很重要,常用的有荞麦皮、蒲绒、绿豆壳等。而且枕头不宜过高或过低,切忌高枕无忧。一般讲,如果喜欢仰卧,则枕头不宜过高,以一拳竖起来的高度(8～10厘米)为宜,颈部应枕在枕头上,不能悬空,使头部保持略后仰,

沪上中医名家养生保健指南丛书

习惯侧卧位者,枕头应与肩同高,不要躺着看书,睡觉时也不要长时间将双手放在头上方。

2. 适当的功能锻炼

功能锻炼既是预防颈椎病的重要方法,又是促使颈椎病患者临床康复、防止病情发展的有效手段,有着药物不可替代的作用。颈椎病功能锻炼的具体方法很多,但都是从改善颈椎关节活动和增强颈项、肩背部肌肉力量两个方面入手的。日常主要是做医疗体操练习,颈椎病医疗体操的目的与作用主要有两个方面:一是通过颈部各方向的放松性运动,活跃颈椎区域血液循环,消除瘀血水肿,同时牵伸颈部韧带,放松痉挛肌肉,从而减轻症状;二是增强颈部肌肉,增强其对疲劳的耐受能力,改善颈椎的稳定性,从而巩固治疗效果,防止反复发作。

现在推荐施杞教授创立的"施氏十二字养生功"。施杞教授认为,颈椎病早期风寒湿邪久留经筋,并流注经络、血脉,导致经络不通,而表现为"不通则痛";疾病后期正不胜邪,缠绵不愈,出现"血气不和,百病乃变化而生"。施杞教授根据《素问·至真要大论》"疏其气血,令其调达,而致平和"的治疗思想,继承了王氏武术伤科王子平先生编制的"祛病延年二十式",并结合现代生物力学、模式生物学等研究,创立了"施氏十二字养生功"。该功法不仅很好地继承和发展了古代导引术,同时也弘扬了祖国医学的特色和优势。其动作包括"洗、梳、揉、搓、松、按、转、磨、蹲、摩、吐、调"十二式(简称十二字),故称其为"施氏十二字养生功"。

(1)准备动作

双脚自然分开与肩同宽站立,双手叠放于下腹部,左手覆于右手上,全身尽量放松,腹式呼吸 6 次,呼吸时要气沉丹田,缓慢、深长。

腹式呼吸是一种很好的内脏按摩,研究表明呼吸的变化也可以影响呼吸中枢,并能调节自主神经系统中交感神经和副交感神经的状况,使人体达到内在运行最佳的内环境稳定状态。

(2) 洗脸

先在胸前搓双手6～12次,再双手贴于面部,由下向上,推至眉弓,拇指顺势滑向耳后,并向下,环绕按摩整个脸部6次。要领:上行时吸气,同时中指稍用力按压鼻翼两侧,下行时呼气,同时拇指与其余指及掌稍用力,按压耳前后及颌下。

洗脸是我国古代养生的自我按摩手法之一。古人很早就开始重视"干洗脸"的养生作用,《导引经》称,以手摩面"令人面上有光泽,似为神仙色彩"。南朝的陶弘景著《养性延命录·导引按摩篇》:"摩手令热以摩面,从上至下,去邪气,令人面上有光彩。又法摩手令热雷摩身体,从上至下,名曰手浴。令人胜风寒时气,热头痛,百病自除。"

(3) 梳头

双手指并拢略弯曲,用指尖由前向后梳头。分别从中线、旁线、边线循经梳理,各3次。要领:中线为从额顶正中发际向后到大椎部,旁线为从额角发际向后至项部,边线为由耳郭上方到颈项部。梳头时用指尖稍用力。

祖国医学认为"头为诸阳之会,百脉相通",故梳头可以养生。许多古医籍中也有梳头养生的记载,如《养生论》曰:"春三月,每朝梳头一二百下寿自高。"《圣济总录·神仙导引》曰:"梳欲得多,多则去风,血液不滞,发根常坚。"明代焦虹《焦氏类林》云:"冬至夜子时,梳头一千二百次,以赞阳气,经岁五脏流通,名为神仙洗头法"。

(4) 提耳

用双手拇指指腹与示指远侧间关节的侧方揉按牵拉一对耳轮的上、中、下部,各3遍。要领:每揉按3次后牵拉,1次为1遍。

据全息理论,耳轮的上、中、下部分别对应于人体的腰骶椎、胸椎、颈椎,该法可以起到保健和调节脊柱功能的作用。中医理论认为"肾气通于耳","肾开窍于耳",肾与人的生长衰老和寿命有关。现存最早的针灸专著《灵枢经》所云"耳为宗脉之所聚"。清《杂病源流犀烛》所云"一身之气贯于耳"。皆明确指出了耳与全身气血运行的关系。

(5) 搓项

先右手背抵于腰部,左手中指置于枕骨粗隆部,左掌心搓头枕部 6 次,左右手交换,再 6 次。然后再用左掌心搓颈项部 6 次,左右手交换,再 6 次。最后用左手示指、中指、无名指搓大椎穴 6 次,左右手交换,再 6 次。要领:搓项时动作要舒展,整个手掌贴于体表,手指放松,稍用力搓,枕部范围要达到左右耳根,项部范围要达到左右颈侧。

研究表明,用手分别搓枕部、项部、大椎部可以祛风散寒,舒经理筋,改善局部血液循环,增加大脑血液供应,对头晕、头胀、颈部僵硬具有较好效果。

(6) 松颈

双脚开立与肩同宽,双手托腰,拇指在前,余指在后,按以下顺序活动颈项部,注意活动时配合呼吸。低头(吸气)→还原(呼气)→抬头(吸气)→还原(呼气);左转(吸气)→还原(呼气)→右转(吸气)→还原(呼气);左前下方(吸气)→还原(呼气)→右后上方(吸气)→还原(呼气);右前下方(吸气)→还原(呼气)→左后上方(吸气)→还原(呼气)。整个松颈的动作就如同用头颈部写一个"米"字。要注意的是:当头向前下方运动时,下颌要尽量前伸,如前伸探海。当头向后上方运动时,眼神要望向后上方,如同回头望月。全套动作共作 3 次。要领:练习时要凝心静气,呼吸自然,动作速度与幅度都要顺其自然,并不强求一定要达到某个角度,讲究动静结合,逐渐到位。

松颈的养生理论:在第 7 颈椎棘突下有一个穴位称大椎,它是诸阳经会合之地;其旁开 0.5 寸各有一个定喘穴,在颈部还有哑门、肩井等穴位,所以松颈可以活动刺激这些穴位,从而达到养生目的。同时,由于转头时颈椎附近肌肉、韧带得到充分活动,促进了局部血液循环,使颈部营养充分,对防治骨质增生也有一定的疗效。

(7) 按腰

双脚自然分开站立,双手心贴于腰部,绕肾俞穴先由上向下至臀部,同时从内向外按摩6次,再由外向里按摩6次。要领:按摩时,双手稍用力。掌根循足太阳膀胱经诸穴(脾俞、胃俞、三焦俞、肾俞、气海俞、大肠俞、关元俞)及环跳穴反复按摩,同时诸指(示、中、环指)反复按督脉诸穴(脊中、命门、腰阳关)。

(8) 转腰

双脚自然分开站立,双手托腰,拇指在前,余指在后,顺时针方向(按左、前、右、后方向的顺序)转动腰部6次,再逆时针方向(按左、后、右、前方向的顺序)转腰部6次。要领:转动时,应以腰部为轴,带动背、髋、膝一起转动,动作要圆润柔和,如风摆荷叶。

(9) 磨膝

双腿并拢,略弯曲,弯腰,先双手掌放于双膝部弧形按摩6次,令膝部有轻松微热感。再分别按顺时针、逆时针方向绕圈转动膝关节6次。要领:动作要轻柔和缓,转圈大小量力而行。

(10) 蹲髋

两脚自然分开,膝关节稍屈曲,双手指交叉相扣,手臂环抱成圆形平举,意念中两手心有气感,缓慢蹲下起立共做6次。要领:下蹲时,吸气,膝关节屈曲至约90°时,开始起立,同时呼气,起立下蹲要缓慢,胸前如有抱球感。

(11) 摩三焦

三焦分为上焦、中焦和下焦,分别指胸部、脘腹部和下腹部。双手叠放,左手掌心压于右手背上,顺时针方向按摩上焦(胸部)、中焦(上腹部)、下焦(下腹部)各6次。要领:按摩时,双手稍用力,又轻柔,同时带动呼吸。

沪上中医名家养生保健指南丛书

（12）吐故纳新

双脚自然分开，双手下垂，吸气，缓慢抬起双臂（掌心向下）到略高于肩膀时，再内收沉肘近胸前，双手成立掌，呼气时双手配合用力缓慢前推，推至 1/3 处时，气随手出，猛然大吼一声迸发出"哈"气声，重复 3 次。要领：意念中吸气时将气从头顶后引至颈部、胸部、腰骶部并转沉到丹田。呼气时要在意念中将气从丹田上引至胸膺后快速从咽喉间吼出。

（13）调理四肢

1）拍臂　左臂稍抬起掌心向上，右手用虚掌，自上而下（由上臂向下至腕部）拍左臂手三阴经，拍 6 下，拍 3 遍，之后左掌心翻向下，再拍手三阳经，拍 6 下，拍 3 遍。然后左右交换，拍右臂，方法同前。要领：手臂自然伸展，不能僵直，手部成虚掌拍击，并以手腕带动手掌。

2）甩肩　身体向左转动，右手掌拍左肩，同时左手背拍右腰部，同时头顺势向左向后转；身体再向右转，左手掌拍右肩，同时右手背拍左腰部，同时头顺势向右向后转，做 12 次。要领：双上肢自然甩动拍击，动作不宜过猛。

3）宽胸　双臂自然伸展，体前交叉，左手在上，先双手上举，举过头顶，同时身体后仰，然后双臂向左右两侧分开外展，近水平位时，双手顺势弯腰并抱胸在胸前交叉，再直腰，上举双手，同前重复动作，共 6 次。要领：扩胸时吸气，抱胸时呼气，扩胸时身体要尽量向后伸展。

4）踏步　双腿并拢，原地踏步，抬膝屈髋，平和呼吸，上肢顺势前后协调摆动，一左一右为 1 次，共 12 次。

3. 注意保暖

注意颈部保暖，勿将空调冷气直接吹及颈部，避免感受风寒湿。当下年轻人爱美，着装过于清凉，预防风寒湿的刺激显得尤为重要。从预防颈椎病的角度出发，应该提倡穿高领衣服，尤其是对工作于办公室的白领一族，在工作时应注意将空调温度不要开得太低,不要颈部直接对着空调、电扇吹风取凉。如果限于工作环境,不能改变颈部与空调吹风口的位置,则应在工作时披带围巾或外套,注意保暖。

4. 保持咽喉部清洁

新的研究表明,咽喉部感染与颈椎病的发生具有密切关系。咽喉与颈椎毗邻,两者之间的淋巴循环存在密切联系。咽喉感染后,炎性物质可以通过深浅交通支,扩散到颈部肌肉韧带关节,引起颈椎内外失衡而致颈椎病的发生。可以每日以淡盐水漱口,保持咽喉部清洁,预防咽喉部感染诱发颈椎病。在这里给大家介绍一种清咽茶,它的主要配方是:野菊花、麦冬、金银花各12克,将上述药物洗净,一同放入茶杯中,用沸水冲泡3～5分钟后即可饮用,每剂可冲泡3～4次。该茶具有清热生津的功效,可用于防止咽喉部感染,也可用于急性和慢性咽炎、咽喉疼痛、咽干津少等。

5. 颈部自我按摩保健

(1) 按摩百会

用中指或示指按于头顶最高处正中的百会穴,用力由轻到重按揉20～30次。

(2) 按揉风池

用两手拇指分别按在同侧风池穴(颈后两侧凹陷处),其余手指附在头的两侧,由轻到重按揉20～30次。

(3) 按压肩井

以左(右)手中指指腹按于对侧肩井穴(在大椎与肩峰连线中点,肩部筋肉处),然后由轻到重按压10～20次,两侧交替进行。

(4) 按摩大椎

用左(右)手4指并拢放于上背部,用力反复按摩大椎穴(位于后颈部颈椎中最大椎体下方的空隙处)各20～30次,至局部发热为佳,两侧交替进行。

二、发病后养护

1. 及时诊治

一旦发生颈椎病,要及时诊治,防止产生其他疾病或更严重的症状。如神经根型颈椎病患者,神经压迫症状长期失治可发展为上肢肌肉萎缩、肢体乏力。而椎动脉型颈椎病患者,眩晕症状长期失治可发展为突然昏倒、晕厥等。目前,颈椎病的治疗方法可分为非手术疗法和手术两大类,95%的患者可以通过非手术疗法获得较好的疗效,只有5%的患者神经、血管、脊髓受压症状进行性加重,或者反复发作,严重影响工作和生活,才需手术治疗。由此可见,非手术疗法是本病的基本疗法。常用非手术疗法包括颈椎牵引、理疗、手法按摩、针灸、药物、围领、颈托及医疗体育和自我疗法等。笔者在临床中总结了一套治疗颈椎病的有效手法,叫"整颈三步九法"。具体如下。

第1步"理筋三法":包括揉法、按法、拿法,达到蠲痹散寒、疏经活血、缓解动力平衡失调的功能。

第2步"整颈三法":包括提法、转法、扳法,具有舒筋正骨、理气散结、缓解静力平衡失调的功能。

第3步"疏经三法":包括摩法、滚法、拍法,具有疏经通脉、理筋通督、恢复脊柱平衡的作用。达到舒经理筋、调和气血、恢复平衡的功能。

2. 自我耳穴按压

前面介绍的"施氏十二字养生功"中有"提耳"一节。发生颈椎病后,可单独进行自我耳穴按压。具体操作如下:用示指及拇指用力按压颈椎穴、皮质下穴、肩枕穴,以压致自己感觉疼痛但尚能忍受为准,可适当进行捻按,每次按压1分钟。以耳出现胀热感为宜,按压次数不限,但每日不能少于10次。

3. 用好梳子

梳头是常见的日常活动,在民间有梳头疗法,对颈椎病也有较好的治疗作用。中医学认为人的头部是诸阳之会,百脉之宗,而脑则为元神之府。从经络学说上认识,人体的十二经络、奇经八脉,以及四肢九窍大多于头部会合。在梳头过程中,通过梳子的刺激作用,可以达到运行气血,调和阴阳、扶正祛邪的作用。故患者除做好"施氏十二字养生功"中"梳头"一节锻炼外,还应用好日常生活中的梳子。具体方法如下。

(1) 历梳法

梳理使用面按压力大,速度快,上下左右做短距离或长条状梳理。有疏泄病邪、通经活络等功效。多用于热证、实证,如痰湿阻络型颈椎病。

(2) 平梳法

梳理使用面按压力小,速度慢,上下左右做短距离梳理。有活血祛瘀、通经活络的功效。多用于寒证、虚证,如风寒湿型、气滞血瘀型颈椎病。

(3) 摩梳法

以梳背、梳角或梳柄按于治疗部位,并做环形有节奏的摩动,以局部有热感为度,按压力量适中。有活血补虚、通经活络的功效。多用于寒证、虚证,如风寒湿型、气滞血瘀型及肝肾不足型颈椎病。

(4) 揉梳法

以梳齿、梳角或梳柄紧压治疗部位,着力处不移动而做上下左右揉梳,以有热感为度,压力宜大。有祛风温经、活血化瘀的功效。多用于寒证、虚证,如风寒湿型、气滞血瘀型颈椎病。

(5) 拍梳法

以梳平面或梳背拍击治疗部位,先从前拍击至枕部,再拍击至两颞侧,反复 10～15 遍。有强身健脑、疏通经络以及消除疲劳等功效。多用于寒证、虚证,如肝肾不足型、气血亏虚型颈椎病,其他各项颈椎病亦可应用。

沪上中医名家养生保健指南丛书

(6) 项梳法

以梳背或梳柄从枕部向下及向肩梳理,然后向上循原路向枕部梳理,左右各 10 遍,力度适中。有舒筋活血、化瘀止痛等功效。可用于各型颈椎病。

4. 开展有益的活动

对于长期伏案工作者引起的颈椎病,通过一些避免低头动作的活动来缓解颈部肌肉疲劳,对颈椎病的恢复也十分有益。如放风筝、爬山等活动时,人体处于抬头姿势,可以对颈部伸肌群进行锻炼,从而缓解颈肌的疲劳。

5. 术后保护颈部

对于手术后的颈椎病患者,一般要求使用颈托或其他支具保护颈部 3～4 个月。这是因为颈部手术后常有一段时间颈椎可能出现不稳定的状况,需要有一段恢复时间。同时,有些颈椎手术需要做植骨术,也就是说手术中要取患者自身的一块髂骨植在颈椎椎体之间,以达到稳定颈椎的作用。但植骨块与颈椎椎体融为一体需要 2～3 个月的时间。所以,颈椎手术出院回家后,仍然要有效控制颈部的屈伸及旋转活动,以利于植骨的融合和颈椎的稳定。尤其是手术后的 1 个月内,植骨块不可能与颈椎椎体完全融合,此时如果颈椎有过度屈伸和旋转运动,可能使植骨块脱出,压迫食管、气管及神经,造成严重后果。所以手术后保持颈椎的稳定,控制颈椎的活动是患者最主要任务,不可忽视。手术后保护颈部最好的方法是配戴颈部支具,包括颈围、颈托等。一般颈托固定的效果好于颈围,这是因为颈托比颈围更有效控制颈部的旋转活动。

6. 术后控制头部及颈部的旋转活动

一方面,手术后的颈椎病患者在家中可以通过配戴颈部支具达到控制旋转的目的;另一方面,患者应尽可能避免猛回头等颈部剧烈旋转的动作。为此,患者在睡觉翻身时应注意保持颈部和身体在同一轴线运动,绝不可转头而不转身,也不可转动身体而头颈部不动,使头颈部和身体处于扭转的状态。

7. 术后睡眠时颈部的姿势和状态

睡眠时人的意识暂时消失,使患者有时失去控制自己的能力。所以,手术后的患者在3～4周内,应尽可能配戴颈托或颈围睡觉,以控制颈部转动。为了在睡眠时有效控制颈部的旋转,人们还设计了一种颈椎病患者的专用颈枕。该颈枕一方面将使颈部略为前屈,另一方面可防止头颈部左右旋转,这样患者可以在白天使用支具或颈托,夜间使用颈枕,做到疗效互补互益。同时,患者在睡眠时使自己的腰、胸部保持自然曲度,双髋关节及双膝关节呈屈曲状,使全身肌肉放松。

8. 术后防止颈部外伤

颈椎病患者手术后要特别注意保护颈部,避免增加颈部的负荷。特别是手术使颈椎广泛减压者,在做肢体及颈部肌肉功能锻炼时,勿使颈部过度震动或扭曲,避免颈部外伤,少乘坐汽车或自己开车,防止紧急制动时使颈部前后过度屈伸等,避免颈椎损伤的发生。如果非不得已要坐汽车或开车时,则应配戴颈托起到保护作用。

9. 术后纠正与改变工作中的不良体位

有些颈椎病患者经手术治疗后,自觉恢复良好,出院后马上投入紧张工作,结果造成不良后果。究其原因,在很大程度上与职业性不良体位有关。常见的职业有电脑操作员、打字员、绣花工、会计等,这些职业的特点是工作中需要长时间低头动作。另外,交警的转头动作,流水线装配工的低头转颈动作等,都可造成颈椎病术后效果欠佳。有效的纠正措施包括定时改变头颈部位置,低头工作一段时间后,有意识地抬头及旋转头部。同时,用自己的双手做颈部肌肉按摩,以解除颈部肌肉痉挛。此外,调整桌面或工作台的高度或倾斜度,降低座椅的高度等措施,也可有效纠正工作中的不良体位。

10. 颈椎病的饮食调理

颈椎病食疗除遵循一般饮食原则,如搭配合理、营养均衡、饮食有节、饥饱有度、清洁卫生外,还要辨证进食。如风寒湿痹阻者可食葛根、干姜、樱桃;气滞血瘀者可食用蛇肉、黄鳝,适量饮酒;痰湿阻络者可食梨、扁豆、赤豆;肝肾不足者可食黑豆、香菇、黑芝麻、枸杞子、狗肉、羊肉、鹿肉、鱼虾、韭菜;气血亏虚者可食红枣、黑枣、葡萄、桂圆肉、桑葚、阿胶等。颈椎病常用的食疗方推荐如下。

(1) 山丹桃仁粥

主要组成:山楂 40 克,丹参 25 克,川芎 12 克,桃仁(去皮)9克,粳米 60 克。

制法:原料洗净,丹参、川芎先煎,去渣取汁,再放山楂、桃仁及粳米。加水适量,武火煮沸,文火熬成粥。

该食疗配方具有活血化瘀、通络止痛的功用,主要适用于气滞血瘀型颈椎病。

(2) 薏米赤豆汤

主要组成:薏米 60 克,赤豆 60 克,山药 30 克,白术 20 克,梨(去皮)150 克。

制法:原料洗净,加水适量,武火煮沸后文火煎,加冰糖适量即可。

该食疗配方具有化痰除湿的功用,主要适用于痰湿阻络型颈椎病。

(3) 五子羊肉汤

主要组成:羊肉 250 克,枸杞子 15 克,菟丝子 15 克,女贞子 15 克,五味子 15 克,桑葚 15 克,当归 15 克,生姜 9 克,肉桂 6 克。

制法:原料洗净,菟丝子、女贞子、五味子纱布包,羊肉切成片,用当归、生姜、米酒、花生油各适量,炒炙羊肉后,放入砂锅内,放入余料,加水、盐适量,武火煮沸后,文火煎 30 分钟。取出菟丝子、女贞子、五味子纱布包,加入蜂蜜适量即成。

该食疗配方具有补肝肾、益气血的功用,主要适用于肝肾亏虚型颈椎病。

(4) 葛根五加粥

主要组成:葛根 60 克,薏苡仁 60 克,粳米 60 克,刺五加 20 克。

制法:原料洗净,葛根切碎,刺五加先煎取汁,与余料同放锅中,加水适量。武火煮沸,文火熬成粥,可加冰糖适量。

该食疗配方具有祛风除湿止痛的功用,主要适用于风寒湿痹阻型颈椎病。

(5) 天麻炖猪脑

主要组成:天麻 15 克,猪脑 1 个。

制法:原料洗净,天麻切碎,与猪脑一并放入炖盅内,加水、盐适量,隔水炖熟。每日 1 次,连服 3~4 次。

该食疗配方具有平肝养脑的功用,主要适用于颈椎病头痛眩晕、肢体麻木。

沪上中医名家养生保健指南丛书

第十八章
腰椎间盘突出症

✚【疾病概况】

　　人体的脊柱之所以能够保持弯腰、伸腰、侧弯等活动而不引起不适，是由于在构成脊柱的主要部件——椎体之间存在着一种类似弹簧垫的结构，即椎间盘。椎间盘从结构来说由位于四周比较结实的纤维环、位于中间类似果冻样结构的髓核和与椎体连接的透明软骨终板构成。在一般情况下，位于中间的髓核随着脊柱的前屈、后伸、侧屈活动在纤维环内可以发生一定的位置改变。如果由于久坐或受到外伤等因素造成髓核突破纤维环的束缚，突出到纤维环之外，就发生腰椎间盘突出。如果突出的椎间盘导致椎管内相邻的组织如脊神经根、脊髓、马尾等遭受化学刺激或物理性压迫，进而表现出腰骶部酸痛、腿痛、麻木，甚至大小便失禁、双下肢不完全性瘫痪等一系列神经症状，则发展成腰椎间盘突出症。

　　中医根据辨证结果诊治腰椎间盘突出症，其辨证分型如下。①血瘀型：表现为腰腿痛如刺，痛有定处，日轻夜重，腰部板硬，俯仰旋转受限，痛处拒按，舌紫暗，或有瘀斑，脉弦紧或涩。②寒湿型：表现为腰腿冷痛重着，转侧不利，静卧痛不减，受寒及阴雨加重，肢体发凉，舌淡，舌苔白或腻，脉沉紧或濡缓。③湿热型：表现为腰部疼痛，腿软无力，痛处伴有热感，遇热或雨天痛增，活动后痛减，恶热，口渴，小便短赤，舌苔黄腻，脉濡数或弦数。

④肝肾亏虚型:表现为腰酸痛,腿膝乏力,劳累更甚,卧则减轻。其中偏阳虚者面色白,手足不温,少气懒言,腰腿发凉,或有阳痿早泄,妇女带下清稀,舌质淡,脉沉细;偏阴虚者,咽干口渴,面色潮红,倦怠乏力,心烦失眠,多梦或有遗精,妇女带下色黄味臭,舌红,少苔,脉弦细数。

✚【养生指导】

　　腰椎间盘突出症的养生指导原则:注意生活中的腰部体位和劳动姿势,做好防寒和保暖,配合腰部功能锻炼,保持腰部脊柱的动静力平衡,发病后注意积极治疗和康复,防止复发。

一、发病前预防

1. 选择合适的坐具,养成良好的生活姿势

　　在日常生活、学习和工作中,需要各种不同的活动姿势,养成各自的习惯,其正确与否对人体有着重要的影响。因此,要求人们注意平时的站姿、坐姿、劳动姿势以及睡眠姿势等的合理性。正确的坐姿是上身挺直,收腹,下颌微收,两下肢并拢。如有可能,最好在双脚下垫一踏脚或脚凳,使膝关节略微高出髋部。如坐在有靠背的椅子上,则应在上述姿势的基础上尽量将腰背紧贴并倚靠椅背,这样腰骶部的肌肉不会太疲劳。另外,不宜坐低于20厘米的矮凳,应坐有靠背的椅子,这样可以承担躯体的部分重量,使腰背部相对处于松弛状态,减少腰背劳损的机会。在许多时候,人的坐姿并不完全取决于人的本身,坐具对坐姿的正确与否也起到一定的作用。坐具不合适,同样也可以引起腰痛。坐凳子时,因无靠背,人们或自然弯腰坐着,或直腰坐着,可使腰椎保持自然屈曲状态,腰肌相对处于松弛状态。此时腰椎的稳定由腰椎周围的韧带维持,久坐后腰椎周围韧带易发生劳损。直腰坐时,腰肌处于收缩状态,久坐后腰背肌持续收缩,易发生劳损。以上两种情况都可产生腰痛。老年人和有腰

椎间盘突出症病史患者的腰背肌肉、韧带弹性及耐力较差,有不同程度的退变或损伤,不合适坐凳子,尤其不合适坐太低的凳子。青壮年则由于肌肉、韧带的弹性及耐力良好,较适合坐凳子。椅子由于有靠背,可以承担躯体的部分重力,使腰背肌肉处于相对松弛的状态,同时也不加重腰椎周围韧带的负担,可减少劳损机会。坐椅子时,应注意尽量将腰背部贴紧椅背。工作时,应将椅子尽量拉向桌子,缩短桌椅间的距离。既然坐具与腰椎间盘突出症有一定关系,那么什么样的坐具更合适呢?有研究表明:腰背部休息时的角度和腰部有无支撑物依托,对椎间盘压力有着直接关系,即由直角状态的坐姿改为向后倾斜120°时,可以使椎间盘内压力明显降低,此时再于腰部加3厘米厚的依托物,可使椎间盘内压力进一步降低,如将此支撑物加大至5厘米厚时,则椎间盘内压力可降低。因此,较为合适的坐具要求高低适中,并有一定倾角的靠背,如在腰部有3~5厘米厚的依托物则更佳。此外,越来越多的轿车进入家庭,因此开车驾驶员的坐姿也有讲究。一般来说,开车时驾驶员的臀部应尽量往后坐,使腰部紧靠椅背,坐椅背倾斜角度以90°~110°为宜。有的驾驶员喜欢半躺着开车,此时臀部前移,腰部悬空,使腰椎无依无靠,开车时间稍长极易导致腰椎疲劳。也有的驾驶员为使腰部有依靠而在座板与椅背夹角处放置一个枕垫。其实,枕垫对腰椎的支撑作用远不如经过科学的人体工程力学设计的椅背。另外,绝不允许半躺着开车。

脊椎是人体的中轴,在静力状态下,其具有特有的生理曲线,即4个曲度:颈椎前凸、胸椎后凸、腰椎前凸和骶椎后凸,表明脊柱自身的稳定。在正常直立状态下,脊椎必然承受纵向的压应力、剪力、张应力以及弯曲和旋转的力量等。这种稳定性的存在与维持,主要依赖内源性与外源性稳定因素。前者主要指髓核内在使两侧椎体分离的压应力与纤维环及周围韧带抗髓核分离的压应力之间的平衡,后者主要指脊椎周围、髋部以及胸腹腔内外肌群内部平衡。站立姿势不良,尤其是脊柱不正,会造成腰椎间盘突出症的隐伏根源,如含胸垂肩、下巴前突以及站立时左右倚靠。东歪西斜的站立姿势会破坏这种内源性或外源性稳定因素,导致腰椎间盘突出症的发生或复发。腰椎间盘突出症正确的站立姿势是两眼平视,下颌稍内收,胸部挺起,腰背平直,小腹微收,两腿直立,两足距离与双肩宽度相等。这样整个骨盆会前倾,全身的重力均匀通过脊柱、骨盆传向下肢至足,成为真正的"脚踏实地"。此时,人体的重力线正好通过腰椎及椎间盘后部,能有效避免椎间盘再次突出。此外,长时间的一个姿势站立是不能耐久的,这时可以改为稍息的姿势。当然,站立也不应过久,可适当进行一些原地活动,特别是腰背部的活动以消除腰背肌的疲劳。一旦发现有站立体位的不良姿势,应及时加以纠正,以免造成腰痛、腰肌紧张,甚至发生脊柱侧弯等症。由此可见,正确的站立姿势也是避免椎间盘再次突出的不可缺少的一个条件。

2. 加强腰背肌肉的功能锻炼

腰背部肌肉是维持腰椎稳定性的重要结构之一,加强项、腰、背部肌肉的锻炼有助于维持及增强腰椎的稳定性,从而延缓腰椎劳损退变的进程,有效预防腰椎间盘突出症的发生。腰腿痛而卧床休息或者配戴腰围治疗的患者,腰部不活动、不受力,长此以往可以引起腰肌的废用性萎缩和无力。因此,应当加强腰背肌的锻炼。常用的锻炼方法有"飞燕式"、"五点支撑法"和"三点支撑法"等。

(1) 飞燕式

俯卧床上,去枕,双手背后,用力挺胸抬头,使头胸离开床面,同时膝关节伸直,两大腿用力向后并离开床面,持续3～5秒,然后肌肉放松休息3～5秒为1个周期。

(2) 五点支撑法

仰卧在床上,去枕屈膝,双肘部及背部顶住床,腹部及臀部向上抬起,依靠头部、双肘部和双脚这5点支撑起整个身体的重量,持续3~5秒,然后腰部肌肉放松,放下臀部休息3~5秒为1个周期。

(3) 三点支撑法

在五点支撑法的基础上将双上肢抬离床面,持续3~5秒,然后腰部肌肉放松,放下臀部休息3~5秒为1个周期。

(4) 注意事项

1) 对于腰肌力量较弱或者肥胖的人来说,"飞燕式"可能比较费力,可以采用"五点支撑"的方法锻炼。患者可以根据自己的实际情况,选择适合自己的方法进行锻炼。

2) 腰背肌锻炼的次数和强度要因人而异,每日可练十余次至百余次,分3~5组完成。循序渐进,逐日增加锻炼量。

3) 锻炼时不要突然过猛用力,以防因锻炼腰肌而扭了腰。

4) 如锻炼后次日感到腰部酸痛、不适、发僵等,应适当减少锻炼的强度和频度,或停止锻炼,以免加重症状。

5) 已有腰部酸痛、发僵、不适等症状时,应停止锻炼或在医师指导下行腰背肌锻炼。在腰腿痛急性发作时,应当及时休息,停止练习。否则,可能使原有症状加重。

3. 选择合适的床铺和睡姿

人一生有1/3的时间在床上度过,很多人的腰椎间盘突出症与睡软床有关。床铺最好为硬板床,褥子厚薄、软硬适度,床的高度要略低一些,最好刚坐起时双脚就可着地。由于柔软的床垫人躺上去后发生塌陷,尤其是仰卧,人体处于屈腰弓背姿势,对人体的腰部十分不利。因此,最好不要用软床垫。仰卧位时可在腰部垫一个5~10厘米高软枕,这样可以维持腰部的生理曲度。

在睡姿方面,人的睡眠姿势大致可分为仰卧、侧卧和俯卧3种方式。仰卧时,只要卧具合适,四肢保持自然伸展,脊柱曲度变化不大。侧卧一般不必过于讲究左侧还是右侧卧位,因为人在睡眠中为了求得较舒适的体位,总要不断翻身,一夜 20～45 次。俯卧位时胸部受压,腰椎前凸增大,易产生不适感。所以,正确的睡眠体位应该是仰卧和侧卧位,有条件的患者,仰卧位时应在双下肢下方垫一软枕,以便双髋及双膝微屈,全身肌肉放松,椎间盘压力降低,减小椎间盘后突的倾向。同时也降低髂腰及坐骨神经的张力,能有效防止腰椎间盘突出症的复发,这也是腰椎间盘突出症患者的最佳体位。

4. 注意腰部防寒与保暖

寒主收引,湿性粘着,寒湿之邪阻滞于腰部经络,致气血不畅,容易诱发腰椎间盘突出。现在的年轻人喜欢穿低腰衣服,加之工作环境中夏天空调的应用,腰部受寒湿的情况比较多见。因此,提倡穿高腰裤子,上衣与腰部要有重叠,注意腰部保暖。另外,春夏之际,衣服要逐渐减少,不可一下子脱得太多。

5. 养成良好的劳动姿势

要养成良好的劳动姿势,尤其是提物的姿势。提物前首先要确定所要提的东西是否超过自己的承受能力。如果感到物品太重,不可勉强,以免损伤腰部。在提物时身体要尽量靠近物品,以减少重物力臂的长度。两脚分开与肩同宽,以保持腰部两侧平衡。一脚在前,一脚在后,保持腰部前后平衡。在提物的过程中,始终保持腰椎的生理弧度,减少弯矩,碰到较重的物品,先屈膝用腿部的力量协助提起物品,屏住腹部肌肉帮助提物,腹压可保持腰部的稳定。物品提起后,两手要均衡用力。

发病后养护

1. 适当休息

对于腰椎间盘突出症急性发作患者,休息就是最好的治疗。尤其是仰卧位躺着休息,对于减轻突出椎间盘对神经根的刺激,消除神经根水肿具有积极意义。生物力学研究结果表明,躺着时腰椎承受的力最小,坐位时腰部承受的力度最大,站位时腰椎

沪上中医名家养生保健指南丛书

承受的力居于中间。因此,对腰椎间盘突出症患者来说,能躺不站,能站不坐。现在在国外一些电脑行业中出现了站着办公的新工作方式,这对于预防腰椎间盘突出症有较好的作用。

2. 饮食养护

腰椎间盘突出患者大多有长期腰痛史或腰痛反复发作病史,以男性青壮年居多。可有单纯性腰痛,或单纯性坐骨神经痛,或腰痛与坐骨神经痛并存,或是马尾神经压迫症状等表现形式。休息时可减轻,当弯腰、下蹲、咳嗽及大便用力时使疼痛加重。所以,饮食养护对腰椎间盘突出尤其重要。

钙是骨的主要成分,所以要充分摄取。成长期自不必说,成年以后骨也要不断进行新陈代谢。另外,钙还有使精神稳定的作用,能起到缓解疼痛的作用。腰椎间盘突出症饮食中,患者应该多吃钙含量多的食品,如鱼、牛奶、酸奶、芝麻、浓绿蔬菜、海藻类。维生素 B 含量多的食品,如粗米、精米、大豆、花生米、芝麻、浓绿蔬菜。

腰椎间盘突出症患者饮食中,要少摄入含糖、脂肪较高的食物。因这类食物增加便秘,排便用力,可导致病情加重。再者,增加体重会使腰部受力加大而加重疼痛。同时,患者要多食蛋白质等能强健肌肉、韧带、骨的不可的缺少营养,即尽量选择富含优质蛋白质的食物,如奶及奶制品。年纪大的患者最好选用脱脂鲜奶或奶粉、蛋类、大豆粉、动物肝肾、瘦肉、鱼、鸡肉等。钙可缓解精神紧张、缓解疼痛感;维生素 B 可缓解疼痛、解除疲劳;维生素 C 是形成强健椎间盘纤维环不可缺少的,多吃一些含维生素 C 的食物,能增强腰椎椎间盘的纤维环的强度,还能达到缓解腰椎间盘突出症状的效果;维生素 E 具有扩张血管、促进血液循环、消除肌肉紧张的作用,同样能缓解腰椎间盘突出的疼痛症状,如花生米等物质。以下介绍一些药膳供大家选择。

1) 三七地黄瘦肉汤 三七 15 克,生地 40 克,大枣 4 个、瘦猪肉 300 克。入砂锅,加适量水,大火煮沸后改小火煮 1 小时至瘦肉熟烂,放调盐适量。

饮汤吃肉,隔日1剂。具有活血通络、化瘀止痛的功效。主要适用于气滞血瘀型急性腰椎间盘突出症。

2) 当归生姜羊肉汤　当归40克,生姜20克,切为大片,羊肉400克,入沸水,晾凉,切块。羊肉、当归、生姜与红枣10个同入砂锅,加适量水共煎。沸后撇沫,改小火慢煮至羊肉熟烂。

随量饮汤吃肉,隔日1剂。具有温经散寒、活血止痛的功效。主要适用于阴寒内盛、气血凝滞型腰椎间盘突出症。

3) 枸杞水鱼补肾汤　水鱼(鳖)1只,切块,与枸杞子40克,山药40克,熟地18克,党参18克,红枣8个,生姜4片共入炖盅,加适量水,大火烧沸后改小火炖1小时。

随量饮汤吃肉,隔日1剂。具有益气养血、滋阴补肾的功效。主要适用于肾阴亏虚、气血不足型腰椎间盘突出症。

4) 三七猪脚筋汤　猪脚筋250克,精瘦肉80克,入沸水,捞入砂锅,加三七18克(打碎),大枣6个,水共煎沸后改小火煮1~2小时。

饮汤吃肉,每日1剂。具有活血定痛、强筋壮骨的功效。主要适用于气滞血瘀、肾气亏虚型腰椎间盘突出症。

3. 日常生活起居养护

(1) 起床

从起床到上班之前早晨睡醒后突然坐起常会伤到腰部,所以睡醒后仰卧位下床时,先将身体小心向健侧侧卧,即健侧在下,两侧膝关节取半屈曲位,用位于上方的手抵住床板。同时,用下方的肘关节将半屈的上身支起,以这两个支点用力,会较容易坐起。然后再用手撑于床板,用臂力使身体离床,同时使半屈的髋、膝关节移至床边,然后再用拐杖等支撑物支持站立。按上述方法起床可使躯干整体移动,从而减少腰部屈曲、侧屈、侧转等动作,不致引起腰部疼痛或不适。如患者难以单独下床,可在家属帮助下以同样方式下床。应先在床上将腿屈起,向两边活

沪上中医名家养生保健指南丛书

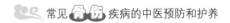
动活动,然后再用胳膊支撑上身起床。

(2) 坐姿

腰椎间盘突(膨)出症患者正确的坐姿应是上身挺直,收腹,下颌微收,两下肢并拢。如有可能,最好在双脚下垫一踏脚或脚凳,使膝关节略高出髋部。如坐在有靠背的椅子上,则应在上述姿势的基础上尽量将腰背紧贴并倚靠椅背,这样腰骶部的肌肉不会太疲劳。久坐之后也应活动一下,松弛下肢肌肉。另外,腰椎间盘突(膨)出症患者不宜坐低于20厘米的矮凳,应坐有靠背的椅子。因为这样可以承担躯体的部分重量,使腰背部相对处于松弛状态,减少腰背劳损的机会。

(3) 活动

早晨起床后身体各部肌肉还没活动开,突然的动作会引发腰痛。所以一些细微的动作也要慎重,如洗脸时应将一只脚放在矮台上,穿鞋时不要半蹲,应坐下穿,不要直接弯腰取物,应先屈膝再下蹲等。

(4) 如厕

上厕所方便后起身时,应用手支在墙壁上站起。尤其是从蹲位站立起来时,很容易伤着腰。

(5) 上班

上班路上及工作走路时腹部要用力。等公共汽车时,不要双腿并齐站立,将一只脚搭在低矮的台阶上或石头上会感觉轻松得多。上楼梯时,慢慢微曲着身子要比直着上楼腰部受力小。

(6) 工作

避免劳动过度,不要长时间保持一个姿势进行学习、劳动。工作中要保持正确的姿势,可时而按摩腰腿部,或做一下体操,以缓解腰部肌肉的紧张。

(7) 睡觉

从下班后到晚上睡觉以前要注意久坐对腰不利,易引发腰痛,所以饭后要少看电视。睡觉时要睡硬板床,可弯曲髋关节侧卧,或者在腿下面垫上垫子屈腿仰卧。枕头要用偏低一些的,如脖子下有空隙,可用卷起的毛巾塞满。

另外,平时生活要有规律,不要随便打破自身的生物钟。寒热交替的季节,注意保暖,防止受凉,受凉是腰椎间盘突出症的重要诱因。

4. 功能锻炼

功能锻炼在防治腰椎间盘突出症方面有不可忽视的作用,在重点锻炼腰背肌的基础上,兼顾加强腰部和双下肢功能运动,调整腰椎两侧和下肢肌张力,以达到缓解症状的功效。现将一些具体锻炼动作介绍如下。

(1) 按摩腰眼

预备姿势:坐位或立位均可,两手掌对搓发热后,紧按腰部。

动作:双手掌用力向下推摩到骶尾部,然后再向上推回到背部。重复 15～20 次。

(2) 风摆荷叶

预备姿势:两脚开立比肩稍宽,两手叉腰,拇指在前。

动作:①腰部自左→前→右→后做回旋动作,重复 15～20 次;②再改为腰部自右→前→左→后做回旋动作,两腿始终伸直,膝关节稍屈,上肢伸直,双手轻托腰部。回旋的圈子可逐渐增大。重复 12～24 次。

(3) 转腰推碑

预备姿势:两脚开立比肩稍宽,两臂下垂。

动作:①向右转体,左手成立掌向正前方推出,右掌变拳抽回至腰际抱肘,眼看右后方;②向左转体,右手变立掌向正前方推出,左掌变拳抽回至腰际抱肘,眼看左后方。重复 15～20 次。推掌的动作要缓慢,手腕稍用力,臂部不要僵硬,转体时头颈与腰部同时转动,两腿不动,推掌与握掌抽回腰间的两臂速度应该一致。

(4) 掌插华山

预备姿势:两脚开立比肩稍宽,两臂下垂。

沪上中医名家养生保健指南丛书

动作：①右掌向右搂回腰际抱肘，左掌向正右方伸出（如用力插物状），身体向右转，成右弓步；②左掌向左方平行搂回腰际抱肘，右掌向正左方伸出，身体向左转，成左弓步。眼看插出的手掌，手向外插出的动作可稍快。重复 15～20 次。

（5）双手攀足

预备姿势：两脚开立，比肩稍宽两手置于腹前，掌心向下。

动作：①腰向前弯，手掌向下按地。②还原，重复 15～20 次。注意两腿要伸直，膝关节勿屈曲，弯腰角度因人而异，不可强求。

（6）白马分鬃

预备姿势：两脚开立，比肩稍宽，两臂下垂，两手交叉。如左腰有病，左手交叉在前；右腰有病，右手交叉在前。

动作：①身体向前俯，眼看双手，两手交叉举至头顶上端，身体挺直；②两臂上举后向两侧分开，恢复预备姿势。上举时如向上攀物状，尽量使筋骨伸展，向两侧分开时掌心向下成弧线。重复 15～20 次。

（7）凤凰顺翅

预备姿势：两脚开立比肩稍宽，两手下垂。

动作：①上身下俯，两膝稍屈，右手向右上方撩起，头也随转向右上，眼看右手，左手虚按右膝；②上身仍下俯，两膝仍稍屈，左手向左上方撩起，头也随转向左上，眼看左手，右手下放虚按左膝。头部左转或右转时吸气，转回正面时呼气，转动时用力要轻。手臂撩起时动作要缓慢，手按膝时不要用力。重复 15～20 次。

（8）行者下坐

预备姿势：两脚开立，距离与肩同宽，两手抱肘。

动作：①脚尖着地，脚跟轻提，随后下蹲，尽可能臀部下触脚跟，两手放开成掌，两臂伸直平举；②起立恢复预备姿势。注意下蹲程度根据患者的可能，不应勉强，必要时可扶住桌椅进

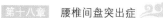

行。重复 15～20 次。

（9）四面摆莲

预备姿势：患者两脚正立，双手叉腰，拇指在后。

动作：①右小腿向后提起，大腿保持原位，然后右脚向前踢出，足部尽量跖屈；②右腿还原再向后踢，以脚跟触及臀部为度；③右下肢抬起屈膝，右脚向里横踢，似踢毽子一样；④右下肢抬起屈膝，右脚向外横踢。练完后换左下肢做同样动作。重复 15～20 次。

（10）弓步行走

预备姿势：两脚开立比肩稍宽，两手下垂。

动作：①右脚向前迈一大步，膝关节弯曲，角度大于 90°，左腿在后绷直，此动作近似武术中的右弓箭步；②然后迈左腿成左弓箭步，左右腿交替向前行走，上体直立，挺胸抬头，自然摆臀。重复 15～20 次。

（11）飞燕点水

预备姿势：患者俯卧，头转向一侧。

动作：①两腿交替向后做过伸动作；②两腿同时做过伸动作；③两腿不动，上身躯体向后背伸；④上身与两腿同时背伸；⑤还原。重复 15～20 次。

（12）仰卧举腿

预备姿势：仰卧位，腿伸直，两手自然放置体侧。

动作：做直腿抬举动作，角度可逐渐增大，双下肢交替。重复 15～20 次。注意双下肢抬举角度应根据患者可能达到的程度，不应勉强。

（13）蹬空增力

预备姿势：仰卧位，腿伸直，两手自然放置体侧。

动作：①屈髋屈膝的同时踝关节极度背伸；②向斜上方进行蹬踏，并使足尽量跖屈，双下肢交替进行。重复 15～20 次。

沪上中医名家养生保健指南丛书

5. 倒步走锻炼

倒步走时,人体处于抬头、挺胸姿势,对于锻炼腰背肌和维持腰椎生理曲度具有良好作用。倒步走方法简单,容易掌握,不论年龄大小都可以进行锻炼。倒步走应每天早、晚各 1 次,每次20～30 分钟,要循序渐进。尤其腰痛厉害时若能立即进行倒步走锻炼,可以起到良好的止痛作用。需要提醒的是,倒步走时,人们对空间的知觉能力明显下降,容易摔倒。因此步速不宜太快,力求走得稳,两眼要平视后下方以便掌握方向。为了安全,倒步走时最好前脚掌摩擦地交替后退。还可采取结伴而行的办法。一人往前走,另一人倒步走,两人交替轮换,互相照应。开始时以每分钟 60 步为佳,脉搏应控制在比自己安静时增加 10 次以上为最好。另外,交谊舞中的动作有些接近倒步走锻炼,对于腰椎间盘突出症患者也是十分有益的。

6. 腰部热敷

对于由于受寒引起的慢性腰椎间盘突出症和腰椎间盘突出症发作,热敷是较好的治疗方法。热敷时可以用热水袋或热毛巾置于腰部,起温经散寒、活血通络止痛的作用。

热敷注意事项:注意保护皮肤,并非越烫越好;热度以能忍受为度;妇女月经期以及孕妇的腰骶部应慎用;对于合并高热、化脓性炎症、心肾功能不全、皮肤过敏、皮炎、肿瘤、结核等患者,不宜热敷。

第十九章
腰椎滑脱症

✚【疾病概况】

腰椎的稳定性靠两个相互关联的方面维持,即脊柱本身和与之相关的肌肉。无论哪一方面中某一部分受损或功能发生障碍,都会产生腰椎节段性不稳。而这种腰部椎间关节在正常负荷情况下不能保持生理对合关系,引起松动、失稳,甚至出现腰椎滑脱症。

腰椎滑脱是指由于病理或外伤等原因引起腰椎上一椎体沿下一椎体上缘的斜面向前下方向滑移并引起腰痛甚至出现马尾神经损害症状的疾病。多数病例为 L5 椎体沿骶骨上缘斜向前下方滑移,其次为 L4~L5 椎体间滑脱。腰椎滑脱的原因:①退行性改变。由于椎间盘脱水、变性,使其体积缩小,相应的椎间隙变窄,以至于前、后纵韧带松弛。在前屈、后伸时,无法制约椎体的正常运动,导致上节椎体过度前移或后移,造成椎体滑脱。②内分泌紊乱。女性月经期或绝经期的内分泌变化,在引起骨质疏松的同时,使韧带和关节囊松弛与弹性减弱而发生腰椎滑脱,故更年期以后的妇女多见。

本病是老年性腰痛中比较多见的疾病。因为退行性腰椎滑脱多为椎体结构完整,故又称假性滑脱。中医学称为"骨错缝"、"骨错位",列为内伤腰痛的范畴。

腰椎滑脱引起的临床症状有很大的变异性,并非所有的滑脱都有临床症状,且不同的患者可能临床症状的表现及轻重均可不一。除了与脊柱周围结构的代偿能力有关外,还取决于继发损害的程度,如关节突增生、椎管狭窄、马尾及神经根的受压等。主要症状如下。

1) 腰骶部疼痛　多表现为钝痛,极少数患者可发生严重的尾骨疼痛。疼痛可在劳累后出现,或于一次扭伤之后持续存在。站立、弯腰时加重,卧床休息后减轻或消失。

2) 坐骨神经受累　表现为下肢放射痛和麻木,这是由于峡部断裂处的纤维结缔组织或增生骨痂可压迫神经根,滑脱时神经根受牵拉,直腿抬高试验多为阳性。

3) 间歇性跛行　若神经受压或合并腰椎管狭窄,则常出现间歇性跛行症状。

4) 马尾神经受牵拉或受压迫症状　滑脱严重时,马尾神经受累可出现下肢乏力、鞍区麻木及大小便功能障碍等症状。

5) 腰椎前凸增加,臀部后凸。滑脱较重的患者可能会出现腰部凹陷、腹部前凸,甚至躯干缩短,走路时出现摇摆。

✚【养生指导】

腰椎滑脱的养生指导原则:发病前避免外伤,控制体重;发病后注意锻炼,防止病情加重。

一、发病前预防

1. 控制体重

退行性腰椎滑脱多见于肥胖女性,因为体重过重会造成腰椎曲度加大,增加腰椎不稳定,促使滑脱的发生。因此,控制体重对于预防女性退行性腰椎滑脱具有重要作用。可以通过呼啦圈运动等活动来控制体重,尤其是减少腹部的赘肉来预防退行性腰椎滑脱的发生。

2. 避免外伤

对于从事体力活动者,注意做好腰部保护,避免外伤发生。一旦发生腰椎损伤,要及时检查。对有阳性体征者,注意行腰椎双斜位 X 线摄片。一旦发现有椎弓裂发生,及早采取措施,如配戴腰围防止损伤进一步加重,必要时行手术治疗。

3. 减少劳损

由于长时间腰椎不稳或应力增加使相应小关节发生磨损、退行性改变,腰椎关节呈现特殊形态,关节突变得水平而逐渐发生滑脱。因此,对于从事伏案工作者,应减少一个姿势过长时间,经常进行如"小飞燕"、"五点支撑"等腰背肌功能锻炼及其他体育锻炼,以增加腰椎稳定性,预防退行性腰椎滑脱的发生。

4. 避免不良活动姿势

尽量减少腰部过度旋转、蹲起等活动,减少腰部过度负重。这样可减少腰椎小关节的过度劳损、退变,在一定程度上避免退行性腰椎滑脱的发生。

二、发病后防护

通过宣教,让患者了解发病机制,使患者在脊柱稳定性训练中能够通过腹横肌进行腹肌功能锻炼,保持腰椎稳定性。

1. 功能锻炼

Williams 屈曲体操是进行腰背肌、腹肌和下肢肌力锻炼的有效方法。具体方法:①仰卧位,双手抱拳,尽量使膝部贴紧胸部;②坐位,双手触摸足趾;③仰卧位,挺胸收腹,尽量使腰部贴紧地面;④仰卧位,髋和膝关节半屈曲,仰卧起坐;⑤肘部和膝部着地,匍匐位,腰部弓起;⑥腰背微屈,双上肢下垂,下蹲起立。

2. 合理配戴腰围

腰围是骨伤科常用支具之一,许多患者都曾使用过,有的是在医师指导下使用,而有的则是自行购买配戴,所以不是所有使用者都十分了解腰围的作用和配戴方法。一般认为,腰围的主要作用是制动和保护,可部分限制腰椎的活动量和活动范围,尤其对腰椎的前屈活动具有明显的限制作用,从而使局部损伤组织得以休息,为血运的恢复和损伤组织的修复创造一个有利的环境。另外,腰围作为一种外用支具尚有加强腰椎稳定性的作用,可部分代偿由于腰椎滑脱后所致腰椎失稳状态。

(1) 腰围的选择

腰围的选择是因人而异的,腰围中应用最广泛的是皮制腰围,目前市场上出售的也较多。塑料腰围虽有作用,但它透气性较差而较少采用。简易腰围作用最小。腰椎滑脱手术后的患者要求采用制式腰围。此外,一些网状物制成的腰围因透气性能好,在夏季也能使用。因此,配戴腰围时,最好先向医师咨询一下。

1) 中药腰围　由中药生川乌、生草乌、狗脊、骨碎补、杜仲、白芥子、土元、细辛、牛膝、威灵仙、丹参、独活、乳香、没药、当归等中草药纳入透气性好的棉布中做成。将中药腰围置于腰骶部,用裤带或活动固定束带固定,能够贴紧皮肤直接发挥治疗作用,可直接将药物作用于腰部病变部位。该类型腰围针对中老年患者,常用于中老年人腰椎滑脱疾病。

2) 磁疗腰围　在腰围的腰腹部分别由4根磁条以人造皮革包埋而成,磁条厚约2毫米、直径约2厘米,强度1 000～2 500高斯(GS)的磁片。磁疗腰围的配戴可以使机体形成磁场,降低椎间盘内的压力20%～30%。磁场对人体具有消炎、止痛、疏经活络、活血化瘀、去肿消湿等作用。腰围中的磁条还可稳定脊柱,提高腰腹肌的收缩力和耐力,有效发挥杠杆作用,防止腰部再次受伤。

3) 充气式腰围　由折叠式密闭的充气式气囊、底板、充气球、腰带4部分组成。该充气式腰围可在侧卧、俯卧、坐、立、行走等体位下使用而不受限制。腰围的高度由储气量和压力决定,而充气量则由患者根据治疗情况及感受随意调节。

4) 中药电热腰围 由中药、磁疗和电热腰围组合而成。发挥中药补肝肾、强筋骨、祛风散寒等功效。通过磁热作用,药物直接通过皮肤而起作用。该腰围具有电磁理疗与中药热疗的双重作用,可引起患部血管扩张,促进局部血液循环和加速淋巴液运行,疏通经络和气血,消炎止痛。

(2) 腰围的配戴时限

在腰椎滑脱症治疗期间,患者疼痛较重,活动受限明显,情绪不佳,精神压力较大。坚持配戴腰围可缓解疼痛,起到支撑和保护作用而巩固治疗效果。同时,可减轻患者的精神压力,有效帮助患者康复。因此,腰围配戴原则是在疼痛较重的情况下坚持配戴,卧床休息时不带,以免腰围中的钢板或竹片损伤腰部皮肤,并且在卧位时腰部不再承担重力,去除腰围也可使腰部软组织放松。在疼痛缓解、病情好转的情况下,做家务劳动时或坐着时配戴,散步、直立位做康复体操时可解下,让腰部肌肉有一个适应的过程。在疼痛基本消失、活动自如、病情好转的情况下,有的患者认为不再需要配戴腰围了,这是错误的,因为这时腰部的症状虽然消失,但腰椎椎体失稳的状态仍然存在,难以承受过重的压力。因此,在工作比较劳累、乘车颠簸或气温较低的情况下,还需配戴使用,以免复发。

(3) 正确配戴腰围

选择合适的腰围,如何正确配戴是有学问的,只有正确的配戴方可达到事半功倍的目的。正确的配戴部位为腰围上方应达肋下缘,下方要覆盖整个腰骶部至臀裂,最后将弹力带向前方束紧。不要使用过窄、过短的腰围,松紧以患者自觉绷紧但不碍呼吸为度,可先试戴 30 分钟,以不产生不适感为宜。但是过度依赖腰围的患者长期无原则配戴腰围,会使腰背肌肉发生废用性萎缩及关节强直,这对治疗腰椎滑脱是有害无益。配戴腰围以

后应注意腰部活动,在不加重症状的前提下,按康复体操的要求锻炼腰背部、腹部肌群,使肌肉强壮有力,防止和减轻腰肌萎缩,这样才有利于恢复腰椎的正常功能,达到真正治愈。

3. 腰椎滑脱症围术期养护

(1) 术前养护

1) 限制活动　腰椎滑脱的患者患椎有继续向前滑移的趋势,尤其在站立、远距离行走等体位时更明显。故为防止滑脱的加重,从入院开始就减少不必要的久站、久行等活动,多卧床休息。同时,训练床上排便,以适应术后卧床排便的需要。

2) 呼吸功能锻炼　因手术需要采用俯卧位,对患者正常呼吸产生较大影响,且术中呼吸姿势也因不习惯而易产生劳累感。因此,在入院后即在医师指导进行呼吸训练,临床上常见的方法有向装有水的瓶子里吹气、吹气球以及扩胸运动,这样可以锻炼呼吸肌、增加肺活量。

(2) 术后养护

1) 体位养护　术前应充分卧床休息,减少站立和负重活动,限制远距离行走,预防滑脱加重。术后平移至病床,先头转向一侧平卧 6 小时,以减轻麻醉反应及达到压迫止血的目的。6小时后按左侧卧 45°→平卧→右侧卧 45°的顺序,每 2 小时更换体位 1 次。翻身时双手用力要均匀,保持脊柱成一直线,背后垫软枕,两腿之间垫枕,以增加舒适度。待切口疼痛减轻后,可在床上自主翻身。在没有支具保护的情况下,禁止端坐或下床行走。一般卧床休息 3 个月。

2) 防治下肢深静脉血栓形成　大手术本身可以引起凝血、失血过多或大量输血等可增加血液凝固程度,再加上术后长期卧床,肌肉收缩较少,致使血流缓慢。术后发现肢体肿胀,伴有腿痛、腓肠肌或大腿肌肉压痛等情况,应怀疑深静脉血栓形成,做深静脉超声检查、查凝血酶谱可确诊。应在医师指导下早期做双下肢踝关节、膝关节早期主动屈伸活动,股四头肌等长收缩,充分发挥肌肉泵的作用,定时翻身,促进血液流速及深静脉回流。

3)术后功能锻炼 直腿抬高锻炼:在手术过程中对神经根的剥离、暴露造成的创伤,以及出血、血肿机化后易发生神经根粘连。术后进行直腿抬高运动,可使神经根牵拉、松弛,上下移动,促进神经根本身的血液循环,有利于神经根的炎症反应早期消退。同时,避免其在组织修复过程中的粘连,也能增强腰背肌的力量,有利于对腰背肌起保护作用。方法:患者取仰卧位,两腿伸直平放床上,伸直膝关节,并使踝关节跖屈绷紧股四头肌及小腿肌肉,缓慢主动抬起一侧下肢,当抬高到适当高度时,患者常诉伤口疼痛、腘窝部肌肉牵拉、酸胀,此时不能马上放下,应坚持悬空保留几秒后慢慢放下,然后以同样方法抬高另一下肢。这样反复练习,以引起肌肉轻度疲劳,在短时间休息后消除为宜。

腰背肌功能锻炼:锻炼应遵循"尽早锻炼,循序渐进,持之以恒"的原则。强劲的腰背肌肉可增强腰椎的稳定性,拮抗腰椎向前滑脱的趋势。可采用"五点式"、"三点式"及"飞燕式"进行腰背肌功能锻炼,加强腰椎的稳定性。

4)出院后日常生活养护 出院后继续卧硬板床休息,一般出院后卧床休息2个半月左右,骨质疏松症或年老者卧床3个月。要待复位后的椎间盘上下骨性愈合,才可起床活动。起床后避免过早体力劳动,一般半年后可以从事骑车、洗衣等轻体力活动,避免弯腰、挑担、扛物等重体力活动。若配戴支具,年轻者可在卧床休息2周(切口拆线)左右下地适当活动,年老体弱者要适当延长卧床时间(一般1个月)下地训练行走。继续坚持腰背肌功能锻炼,根据自己的体力在原有锻炼的基础上,增加锻炼的强度,做到持之以恒。门诊随访,以检查植骨融合复位及内固定物情况。

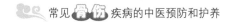

4. 饮食养护

1) 药膳方 1　杜仲 30 克,威灵仙 50 克,狗脊 30 克。分别研成粉状,取猪肾脏 1 枚,破开,洗去血液,再放入药粉,摊匀后合紧,放入碗内,加水少许,用锅放置于火上久蒸。吃猪肾脏,饮其汤,每日 1 次。具有补肾壮骨强腰的作用,对腰椎滑脱伴有肾虚症状的有一定帮助。

2) 药膳方 2　核桃仁 250 克,老鸭 1 只,鸡肉泥 150 克,葱、姜少许。将鸭宰杀后去毛,开膛去内脏,洗干净后用热水烫一下,装入盆内,加葱、姜、料酒等少许。上笼蒸熟,取出晾凉去骨,切成两块儿,用鸡肉泥、鸡蛋清、湿玉米粉、味精、料酒、盐调成糊,核桃仁剁碎,加入糊内,淋在鸭子内膛肉上。放油内炸酥,捞出沥去余油,切成长块,放在盘子中,四周撒上油菜即可食用。具有补肾固精、润肠通便,也可用于腰椎滑脱伴肾虚患者。

5. 自我按摩保健

(1) 按摩腰眼

腰眼穴位于腰部第 3 椎棘突左右 3～4 寸的凹陷处。中医学认为,腰眼穴居"带脉"(环绕腰部的经脉)之中,为肾脏所在部位。肾喜温恶寒,常按摩腰眼处,能温煦肾阳、畅达气血。

具体按摩方法:两手对搓发热后,紧按腰眼处,稍停片刻,然后用力向下搓到尾间部位(长强穴)。每次做 50～100 遍,每日早晚各做 1 次。

中医学认为,用掌搓腰眼和尾间,不仅可以疏通带脉和强壮腰脊,而且还能起到固精益肾和延年益寿的作用。中年人经常搓腰眼,能防治风寒引起的腰痛症。现代医学研究证明,按摩腰部既可使局部皮肤里丰富的毛细血管网扩张,促进血液循环,加速代谢产物的排出,又可刺激神经末梢,对神经系统温和刺激,有利于病损组织的修复,提高腰肌的耐力。

(2) 按压大肠俞

大肠俞穴位于人体腰部,当第 4 腰椎棘突下,左右二指宽处

沪上中医名家养生保健指南丛书

(或左右旁开 1.5 寸即是此穴)。

　　具体按摩方法：两手虎口正叉腰,用两拇指指尖按压大肠俞,用力向下按压,以穴位出现酸胀感为宜,再持续按压 2～3 分钟。

　　(3) 按摩腰骶

　　两手 5 指并拢,以掌根贴于同侧的腰骶部,适当用力自上而下推擦数次,直至腰骶部发热为度。每次做 50～100 遍,每日早晚各做 1 次。

　　(4) 按揉委中

　　用两手拇指的指尖置于腘窝后面,然后逐渐用力按揉委中穴,以穴位出现酸胀感为宜,再持续按压 2～3 分钟。

沪上中医名家养生保健指南丛书

第二十章
腰椎管狭窄症

✚【疾病概况】

腰椎的椎体与附件之间形成一个孔状的结构,称为椎孔。椎体靠椎间盘、后纵韧带等连接,附件靠黄韧带、棘间韧带等连接在一起。多个腰椎的椎孔连接起来就构成了腰椎椎管,椎管内有脊髓通过。因此,腰椎椎管前壁为椎体、椎间盘后面及后纵韧带,椎管的后壁为椎板和黄韧带,左右外侧角的两边是椎弓根。从脊髓上发出的神经根从相邻椎体与附件之间的椎间孔通过,支配相应下肢的感觉与运动。如果由于后纵韧带钙化、黄韧带肥厚、腰椎椎体压缩骨折使部分椎体向椎管方向移位等原因造成腰椎椎管、神经根管、椎间孔的狭窄,导致相应部位的脊髓、马尾神经或脊髓神经根受压等而产生神经症状者,则为腰椎管狭窄症。病因可有先天性和继发性之分,前者多由于椎管各构件发育不良所致,后者则多因退变、外伤、脊柱畸形、炎症、肿瘤等导致。其中以继发性多见,而继发性当中又以退变性为主。腰椎管狭窄症是慢性腰腿痛的常见原因之一,其发病率仅次于腰椎间盘突出症,占椎管内疾病第2位。

腰椎管狭窄症发病主要在中年以后,男性多于女性,可能与男性劳动强度和腰部负荷较大有关。腰椎管狭窄症的主要症状包括以下几点。①腰背痛,60%以上的患者伴有腰背痛,相对于椎间盘突出引起的疼痛常常较轻微,并且有慢性加重的趋势。

有些患者不活动时出现疼痛,活动数小时后反而减轻,但若活动过久又可产生更加剧烈的疼痛。②间隙性跛行,这是最具有特点的症状,行走数十米或百米即出现下肢酸胀、乏力、疼痛,甚至麻木、步态失稳,难以继续行走,坐或下蹲休息后症状可缓解或消失,但继续行走后又可重复上述表现。很多患者喜欢走路时往前倾,这是一种为减轻疼痛的姿势性代偿。通过前倾,可以避免黄韧带折叠而产生的腰椎管狭窄加重的因素,使椎管容积相对增大,受压迫的神经暂时得到减压,疼痛也能得到缓解,同样,患者在上山、骑自行车、上楼梯等屈曲姿势下症状也能得到减轻,在下山和脊柱后伸时加重。③马尾神经综合征。当狭窄严重压迫马尾神经时,表现为会阴部麻木、刺痛,大小便功能和性功能障碍等,严重影响生活质量,需要及早手术治疗。

腰椎管狭窄症属中医学"痹证"、"腰腿痛"等范畴。辨证可分为风寒痹阻、肾阳亏虚、气滞血瘀、肾阴不足。

✚【养生指导】

腰椎管狭窄症的养生指导原则:减少原发性腰椎管狭窄症的发作,避免劳损,降低继发性腰椎管狭窄症的发生。发病后应综合治疗,同时考虑解决椎管内及椎管外的因素,祛除症状,恢复功能。

一、发病前预防

发病前预防的主要是继发性腰椎管狭窄症,要从改善工作、生活方式入手。

1. 改善不良的劳动和生活姿势

继发性腰椎管狭窄症的发病以脊柱的退变和外伤为主要因素,预防的重点在于避免加速脊柱的退变,避免在脊椎退变情况下的损伤(包括累积性的)。因此,对长期从事弯腰用力工作,或从事久坐、久立的工作人员,尤其注意工间休息,做工间操。同时,应改变不良用力姿势,避免强力举重,日常生活中也应避免某些运动姿势,防止腰部负荷的增加。如坐位时腰部应略后倾,同时腰后放一垫,屈髋屈膝。弯腰提取重物时应屈髋屈膝,直腰取物,避免腰部的扭曲动作。

2. 加强腰背、腹肌的功能锻炼

人体的脊柱犹如一电线杆,四周的肌群就像电线杆的拉线。因此,加强腰背肌、腹肌的锻炼,可维持脊柱的稳定性,减轻腰部的负荷,同时强有力的腰背部肌肉可防止腰背部软组织的损伤。

二、发病后养护

1. 心理调整

"主诉多、体征少"是腰椎管狭窄症的重要特点,即患者感到的不舒服多,而医师检查出来的阳性体征少。再加上腰椎管狭窄症属慢性疾病,它反复发作,经久不愈,给患者造成心理负担,丧失治疗信心。因此,患者应树立战胜疾病的信心,充分调动自己的主观能动性,在医师指导下,坚持正确的治疗方向,争取早日康复,不要幻想灵丹妙药等奇迹的出现。

2. 改善居住环境,做到饮食起居有节

中医学认为,久居湿地、衣里湿冷,腰部易为寒湿所困,产生腰痛,成为腰椎管狭窄症的诱因和基础。腰椎管狭窄症尽管坐位症状可减轻,但是发作期仍应以卧床休息为主,做到饮食起居有节,避免过劳。而病久体虚者多由肾虚所致,病程长,易反复,应进行必要的补益食养。如肾阳不足者表现为怕冷,腰膝酸软,宣选用鹿茸、狗鞭、海马、紫河车、蛤蚧、肉苁蓉、巴戟天、杜仲、补骨脂、仙灵脾、狗脊等;肾阴亏者表现为五心烦热、腰膝酸软、耳鸣、遗精等,可选用冬虫夏草、灵芝、熟地、何首乌、枸杞子等。

3. 正确使用腰围

正确使用腰围,在行走及劳动时配戴,对腰部进行必要的保护,避免再损伤。同时,动静结合,于缓解期应进行适度锻炼,具

体应用方法详见"腰椎滑脱症"篇。

4. 选用合适的床垫

腰椎管狭窄症患者的床垫宜采用木板床配合硬的床垫,不宜使用棕棚、钢丝床,以免影响腰椎生理曲线,加重损伤。

5. 适当进行腰背肌锻炼

适当进行腰背肌功能锻炼,以增强肌肉力量及韧带关节囊强度,利于脊柱稳定,改善局部血循环。常采用"蜻蜓点水式"、"五点式"、"三点式"、八段锦等。但应注意腰背肌锻炼宜循序渐进,每次锻炼以不劳累为度,持之以恒,逐渐增加。如出现症状加重,应终止锻炼。在此推荐八段锦导引锻炼方法。

八段锦是一种在中国古代发明的健身方法,由8种肢体动作组成,内容包括肢体运动和气息调理。八段锦和五禽戏、太极拳等,都是中国民间广为流传的健身方法。传统中医学认为八段锦等锻炼方法属于导引法,通过练习可以达到调理脾胃、运动血脉、防治颈腰椎疾病的作用,甚至会达到延年益寿的效果。站式八段锦具体操作如下。

(1) 双手托天理三焦

自然站立,两足平开,与肩同宽,含胸收腹,腰脊放松。正头平视,口齿轻闭,宁神调息,气沉丹田。双手自体侧缓缓举至头顶,转掌心向上,用力向上托举,足跟亦随双手的托举而起落。托举6次后,双手转掌心朝下,沿体前缓缓按至小腹,还原。

该动作拔伸腰背,提拉胸腹,可促使全身上下的气机流通,水液布散,周身都得到元气和津液的滋养。

(2) 左右开弓似射雕

自然站立,左脚向左侧横开一步,身体下蹲成骑马步,双手虚握于两髋外侧,随后自胸前向上画弧提于与乳平高处。右手向右拉至与右乳平高,与乳距约两拳许,意如拉紧弓弦,开弓如满月;左手捏箭,向左侧伸出转头向左,视线通过左手示指凝视远方,意如弓箭在手,等机而射。稍作停顿后,随即将身体上起,

沪上中医名家养生保健指南丛书

顺势将两手向下画弧收回胸前,并同时收回左腿,还原成自然站立。此为左式,右式反之,左右调换练习6次。调理腰酸背痛、失眠。

该动作可调理腰背部和四肢肌肉,缓解肌肉紧张。对于长期伏案工作、压力较大的人士,可以促进腰背部和四肢的血液循环,放松肌肉。

(3) 调理脾胃须单举

自然站立,左手缓缓自体侧上举至头,翻转掌心向上,并向左外方用力举托,同时右手下按附应。举按数次后,左手沿体前缓缓下落,还原至体侧。右手举按动作同左手,唯方向相反。

这一式对脾胃肝胆起到很好的按摩作用,并辅助它们调节气机,有助于消化吸收,增强营养。

(4) 五劳七伤往后瞧

自然站立,双脚与肩同宽,双手自然下垂,宁神调息,气沉丹田。头部微微向左转动,两眼目视左后方,稍停顿后,缓缓转正,再缓缓转向右侧,目视右后方稍停顿,转正。反复6次。

这一式可调节静心安神,调节免疫。

(5) 摇头摆尾去心火

两足横开,双膝下蹲,成骑马步。上体正下,稍向前探,两目平视,双手反按在膝盖上,双肘外撑。以腰为轴,头脊要正,将躯干画弧摇转至左前方,左臂弯曲,右臂绷直,肘臂外撑,头与左膝呈一垂线,臀部向右下方撑劲,目视右足尖,稍停顿后,随即向相反方向,画弧摇至右前方。反复6次。

内火旺盛,常由思虑过度所致。要降心火,须得补肾水,心肾相交,水火既济,则心神安宁。

(6) 两手攀足固肾腰

松静站立,两足平开,与肩同宽。两臂平举自体侧缓缓抬起至头顶上方转掌心朝上,向上做托举劲。稍停顿,两腿绷直,以腰为轴,身体前俯,双手顺势攀足,稍作停顿,将身体缓缓直起,双手右势起于头顶之上,两臂伸直,掌心向前,再自身体两侧缓缓下落于体侧。

这一式使人体的督脉和足太阳膀胱经得到拉伸牵扯,对生殖系统、泌尿系统以及腰背部的肌肉都有调理作用。

(7) 攥拳怒目增力气

两足横开,两膝下蹲,呈骑马步。双手握拳,拳眼向下。左拳向前方击出,顺势头稍向左转,两眼通过左拳凝视远方,右拳同时后拉。与左拳出击形成一种"挣力"。随后,收回左拳,击出右拳,要领同前。反复6次。

这一式马步冲拳,怒目瞪眼,均可刺激肝经系统,使肝血充盈,肝气疏泄,强健筋骨。对个性内向、静坐少动,气血多有郁滞者,尤为适宜。

(8) 背后七颠把病消

两足并拢,两腿直立,身体放松,两手臂自然下垂,手指并拢,掌指向前。随后双手平掌下按,顺势将两脚跟向上提起,稍作停顿,将两脚跟下落着地。反复6次。

这一式动作简单,颠足而立,拔伸脊柱,下落振身,按摩五脏六腑。

6. 自我按摩保健

1) 按揉腰背肌　腰椎管狭窄症患者在发病期间,常出现腰背肌痉挛的现象,导致腰背部疼痛活动不利。根据病情轻重可选取站立、坐位或俯卧位。双手握空拳,以第二掌指关节面吸附于腰部,两手同时用力按揉或病侧手用力按揉。从上往下,从下往上,来回按揉5~10分钟,以酸胀为度。

2) 按揉腰臀肌　取自然站立或坐位,两足分开,与肩同宽。以两手掌置于腰部棘突两侧,由腰至臀上下来回擦动,以自感发热为度。该法具有活血化瘀、消肿止痛的作用。

3) 按揉梁丘、血海穴　伸展膝盖用力时,筋肉凸出处的凹洼即梁丘穴。从膝盖骨右端,约3个手指的上方也是该穴。血

沪上中医名家养生保健指南丛书

海穴位于大腿内侧,髌底内侧端上 2 寸,当股四头肌内侧头隆起处。

取端坐位,双下肢屈曲 90°。双手拇指置于两侧血海穴上,双侧示指置于梁丘穴上,其余 3 指微屈,用力按揉 50～100 次,以酸胀为度。

4) 按揉阴陵泉、阳陵泉穴　阴陵泉穴位于小腿内侧,膝下胫骨内侧凹陷中。阳陵泉在小腿外侧,当腓骨头前下方凹陷处。

取端坐位,双下肢屈曲 90°,上身稍前倾,一手示指、中指置于阳陵泉穴上,拇指置于阴陵泉穴上,沿顺时针方向用力按揉 50～100 次,以出现酸胀为度。

5) 按揉承山穴　承山穴位于人体的小腿后面正中,委中与昆仑穴之间,当伸直小腿或足跟上提时,腓肠肌肌腹下出现的尖角凹陷处即是。

取端坐位,一侧下肢架于另一侧下肢膝上,一手拇指置于承山穴上,其余 4 指置于小腿前侧,按顺时针方向按揉 50～100 次,以出现酸胀为度。然后换另一侧下肢,继续上述操作。

6) 按揉昆仑穴、太溪穴　昆仑穴位于足部外踝后方,外踝尖与跟腱之间的凹陷处。太溪穴位于足内侧,内踝后方与脚跟骨筋腱之间的凹陷处。

取端坐位,一侧下肢架于另一侧下肢的膝上,一手拇指和食指分别置于太溪穴和昆仑穴上,两手指同时用力,按顺时针方向按揉 50～100 次,以出现酸胀为度。然后换另一侧,继续上述操作。

7) 按揉下肢外侧　取端坐位,双下肢屈曲 90°。双手 5 指分开,手掌部置于大腿外侧根部,用力来回擦动,以自觉局部发热为度。然后上身前倾,两手掌置于小腿外侧,用力上下往返擦动,以自觉局部发热为度。

8) 按揉下肢前侧　取端坐位,双下肢屈曲 90°。双手五指分开,手掌部置于大腿腹股沟部,用力来回擦动,以自觉局部发热为度。然后上身前倾,两大腿外旋,两手掌置于小腿内侧,用力上下往返擦动,以自觉局部发热为度。

7. 刮痧保健

取卧位,选取边缘光滑圆润的瓷勺或水牛角板,以食用油为介质,刮取腰俞、肾俞、大肠俞,以出现痧痕为宜。然后,取仰卧位刮取承扶、阳陵泉、绝骨、三阴交,以出现痧痕为宜。隔日 1 次。若寒邪侵袭,则加刮腰阳关、命门、志室、环跳等穴,手法力度中等。若瘀血停滞,则加刮膈俞、血海、太溪、昆仑等穴,手法力度中等。若肾阳亏虚,则加刮命门、腰阳关、次髎、足三里等穴,手法力度轻,操作范围广泛。

8. 拔罐保健

1) 寒邪侵袭　治疗取肾俞、大肠俞、委中、阳陵泉、昆仑穴。操作时,先取俯卧位,选取中口径玻璃罐,以闪火法吸拔肾俞、大肠俞、委中穴 10～15 分钟。再取仰卧位,选取中口径玻璃罐,以闪火法吸拔阳陵泉、昆仑穴 10～15 分钟。隔日 1 次。

2) 气滞血瘀　治疗选取膈俞、大肠俞、委中、血海、承山、三阴交等穴。操作时,取俯卧位,选取中口径玻璃罐,以闪火法吸拔膈俞、大肠俞、委中穴 10～15 分钟。再取仰卧位,选取中口径玻璃罐,以闪火法吸拔血海、承山、三阴交等穴 10～15 分钟。隔日 1 次。

3) 肾阳亏虚　治疗取肾俞、大肠俞、委中、阳陵泉、昆仑穴。操作时,先取俯卧位,选取中口径玻璃罐,以闪火法吸拔肾俞、大肠俞、委中穴 10～15 分钟。再取仰卧位,选取中口径玻璃罐,以闪火法吸拔阳陵泉、昆仑穴 10～15 分钟。隔日 1 次。

4) 肾阴不足　治疗选取大肠俞、委中、阳陵泉、三阴交、昆仑等穴。操作时,先取俯卧位,选取中口径玻璃罐,以闪火法吸拔大肠俞、委中穴 10～15 分钟。再取仰卧位,选取中口径玻璃罐,以闪火法吸拔阳陵泉、三阴交、昆仑等穴 10～15 分钟。隔日 1 次。

沪上中医名家养生保健指南丛书

9. 饮食养护

（1）仙人粥

制何首乌 60 克，粳米 80 克，红枣 6 枚，红糖适量。将制何首乌煎取浓汁，去渣，与粳米、红枣同入锅内煮粥。粥将成时，放入红糖或冰糖少许以调味，再煮一二沸即可。该药膳具有补气血、益肝肾的作用，可用于腰椎管狭窄症证属肝肾亏损者，可早晚各服 1 次。

（2）葡萄根炖猪蹄

猪蹄 1 个，白葡萄根 80 克，黄酒适量。将猪蹄刮洗干净，剖开，放入锅内，将洗净切碎的白葡萄根，用黄酒和水各半炖煮，至肉烂即可食用。该药膳具有祛风散寒、通经活络的作用，可用于腰椎管狭窄症伴坐骨神经痛者。

（3）栗子杜仲猪尾汤

杜仲 18 克，栗子 200 克，猪尾 1 条，生姜 3 片，红枣 6 枚，陈皮 3 块。将栗子去壳，去内衣。杜仲、陈皮、红枣用水浸洗。猪尾切段，洗净沥去水分。将所有配料共放砂锅中，加水以文火炖 3 小时左右，调味后食猪尾喝汤。该药膳具有强筋、壮骨、补虚的作用，可用于腰椎管狭窄症证见肝肾不足、气血两虚者。

10. 手术后的养生

对于非手术治疗无效，或典型的严重病例，如疼痛剧烈、下肢肌无力和肌萎缩、行走或站立时间不断缩短，影响日常生活者，则需要手术治疗。

（1）适当休息

对于未接受手术治疗者，一般在急性期应适当卧床休息 2～3 周，不宜卧床时间过长，而手术后则需卧床 1～2 个月。

（2）适当腰背肌锻炼

在症状可耐受的条件下，行腰背肌锻炼。可改善腰椎的序列，增强其稳定性，减少症状。

（3）物理治疗

应用微波、中药直流离子导入等物理治疗同样起到缓解腰背肌痉挛,减轻疼痛的目的。

(4) 注意事项

1) 伸展腰椎的练习可能会引起或加重症状,宜慎用。

2) 手术如果有植骨,则需植骨愈合后再行大幅度腰背肌功能锻炼。

3) 症状严重者,可配戴腰围,以固定腰部,减少后伸活动。

4) 腰部勿受风寒,勿劳累。

5) 后期要行腰背肌、腰肌和腰屈曲功能锻炼,以增强腰椎稳定性,改善症状。

第二十一章
股骨头坏死

【疾病概况】

股骨头坏死是指由于某种原因导致股骨头的活骨组织坏死,其病理机制多为股骨头的血供障碍所致,从而引起骨细胞进一步缺血、坏死、骨小梁断裂及股骨头塌陷的一种病变。

股骨头坏死可以分为两大类:创伤性和非创伤性。创伤性股骨头坏死主要见于股骨颈骨折、髋关节脱位、髋关节扭伤等髋关节外伤;非创伤性股骨头坏死的原因很复杂,常见的有肾上腺皮质激素所致和酒精性骨坏死,其他还有减压病、镰刀型细胞性贫血、妊娠等引起者。主要表现为患侧髋部疼痛,呈隐性钝痛,急性发作可出现剧痛,疼痛部位在腹股沟区,站立或行走久时疼痛明显,出现跛行。晚期可因劳累而疼痛加重,跛行,髋关节屈曲、外旋功能受限。

股骨头坏死属中医学"骨蚀"、"骨痹"的范畴。根据辨证可分为肝肾亏虚型、正虚邪侵型和气滞血瘀型。

【养生指导】

股骨头坏死的养生指导原则:一是未病先防,针对股骨头坏死的高危人群,重点应预防股骨头坏死的发生;二是既病防变,股骨头坏死一旦发生,重点应防止股骨头塌陷;三是已塌防进,股骨头坏死塌陷后及时纠正塌陷,防止塌陷加重。

一、发病前预防

1. 防外伤

创伤性股骨头坏死的预防重点在于减少中青年股骨颈骨折的发生率,具体措施包括加强交通、建筑施工、体育运动等安全教育,改善道路、建筑工地、运动设施安全状况,提高机动车的安全性能。

2. 外伤后正确处理

对于股骨颈骨折患者,要正确复位,及时适当固定,有条件者手术治疗时可配合血管及骨移植,减少股骨头坏死的发生。

3. 限制酒精摄入

非创伤性股骨头坏死的高危因素近百种,90%的病因是由于酗酒和使用皮质类固醇激素所致。在我国约60%的男性股骨头坏死患者与酗酒有关,限制酒精摄入量可降低股骨头坏死的发病率。避免酗酒需要全社会长期、共同努力。

4. 严格掌握激素的适应证和用量

严格掌握使用皮质类固醇激素的适应证对预防股骨头坏死的发生也十分重要。中医学理论认为,激素为阳刚之药,大剂量使用必然引起阳亢,导致"阳胜劫阴"和"阳强不能密",影响到阴精不能内敛,而难以发挥滋润濡养骨骼作用,发生骨坏死。大剂量使用激素1周后,多表现为湿热、热毒、血瘀气滞等实证表现。同时伴有阴虚表现,如五心烦热、口干咽燥、咽喉肿痛、疮疖脓肿、口苦、脘腹痞满、唇舌色暗、舌红、苔黄腻等。而随着激素逐步减量,患者阳虚证候日渐明显。因此,对于必须长期大量使用激素者〔如器官移植后抗免疫反应或严重急性呼吸综合征(SARS)〕,则应同步辨证使用活血化瘀、祛痰化湿等中药祛邪扶正,补肾健骨,标本兼治,这样有可能防止股骨头坏死发生,或减少骨坏死的发病部位、坏死面积和塌陷发生率,尽量延缓或避免患者行人工关节置换术,中药使用一般连续至激素停药后6个月左右。

对于基层广泛存在的"三素一糖"(激素、维生素、抗生素和葡萄糖)现象,要高度重视,尽可能减少激素应用或用量。对于一些江湖游医所谓吃了立即就见效的"特效药",要高度重视,这些药里可能含有激素。因此,一定要使用有正规批号及生产厂家的药,不要相信有什么特效药。

二、发病后养护

1. 早期诊断

股骨头坏死的自然病程是骨结构的塌陷。股骨头坏死一旦发生,如能早期得到诊断,选择适当的治疗方法并对疾病的自然病程进行干预,改变疾病的演化和防止股骨头塌陷至关重要。ARCO 分期是目前股骨头坏死分类方法中公认的分期方法,ARCO 分期中的 0 期、Ⅰ 期及 Ⅱ 期属于中医学治未病的"既病防变"阶段。如果股骨头坏死在此 3 期获得诊断,目前所用的非手术治疗和各种保留关节的手术治疗方法对防止股骨头塌陷是可行的。然而,使所有股骨头坏死得到早期诊断在临床上仍有困难,原因是股骨头坏死患者在早期通常处于静息状态,无特异性临床表现,患者很难自行发现,自然不会去医院就诊,即使拥有先进、敏感的诊断设备,如磁共振成像(MRI)、发射单光子计算机断层扫描(ECT)等,也无法早期获得诊断。一旦出现关节疼痛、跛行等症状,均已进展到股骨头内骨折(软骨下骨板或坏死的松质骨内)或骨折的前奏(骨髓水肿、关节积液)。此时再做 MRI 扫描得到诊断已不属早期,90% 以上的激素性骨坏死都发生在用药起 6 个月内。因此,对长期或短期大剂量使用激素冲击治疗的人群,作为常规应在应用激素开始后 6 个月内,不管有否临床症状,均采用 MRI 检查。当体内有金属物存在(如节育环)时,做 ECT 检查。必要时隔 3～6 个月再复查 1 次,有望使更多的股骨头坏死患者得到早期诊断。一旦发现坏死,及时辨证给予中药治疗,最大化地利用塌陷前的黄金机会促进坏死修复,以避免塌陷发生,最终获得完全治愈。同时,应该花大力气通过各种途径告诫广大应用激素的医务工作者,当准备应用激素治疗患者时,要考虑到发生股骨头坏死的风险,敦促患者及时做必要的检查,第一时间获得明确诊断。

2. 早期治疗,防止塌陷

对中青年男性,无明显原因发生髋部或膝部疼痛,如有长期酗酒史,建议进行双髋关节正、蛙位 X 线摄片检查。即使结果阴性也不要轻易排除股骨头坏死,有条件时应做 MRI 检查。一旦明确诊断,就应及时治疗。此时有症状的一侧股骨头通常已经发生塌陷,预防已不可能。但由于非创伤性股骨头坏死双侧患病率达 80% 左右,因此一侧发病后应"先安未受邪之地",对很有可能发生坏死的另一侧必须立即做相关检查,并全面评估塌陷的风险。评估指标包括坏死范围、部位、有无骨髓水肿、有无疼痛、有无股骨头软骨下骨板断裂等,决定采取何种方法预防塌陷。

对坏死范围小、坏死部位主要位于股骨头非负重区、无骨髓水肿、无股骨头软骨下骨板断裂、无疼痛者,允许正常行走活动,并积极应用中药辨证治疗,同时严格定期复查。对坏死范围比较大、坏死部位位于股骨头负重区、无骨髓水肿、无股骨头软骨下骨板断裂、无疼痛者,适当限制行走活动(扶拐杖)3～6 个月,积极应用中药辨证治疗,同时严格定期复查。对坏死范围比较大、坏死部位位于股骨头负重区、有骨髓水肿、有股骨头软骨下骨板断裂、有或无疼痛者,建议及时采用微创钻孔支撑植骨术,术后配合辨证中药治疗,限制负重行走(坐轮椅)3～6 个月。

3. 塌陷后及时纠正,防止塌陷加重

股骨头坏死一旦塌陷,任何非手术治疗都不可能纠正塌陷,而且塌陷发生时间越长,纠正越困难,软骨退变越严重,保髋治疗价值也越小。塌陷发生后不可一味盲目的单纯中药治疗。否则,随着时间推移,塌陷进展,关节软骨在异常应力作用下不断

损害,必然演变成严重骨性关节炎,最终患者只能接受人工关节置换术。对于就诊时已发生轻微塌陷的股骨头坏死或单纯中药治疗过程中发现塌陷征兆者,应尽快通过有效手术纠正塌陷,手术方法包括微创钻孔减压、打压、支撑植骨术,病灶清除,多条血管束或带血管骨瓣植入术等。术后配合中药治疗。对于塌陷发生6个月内、塌陷程度<4毫米者,采用微创钻孔打压、支撑植骨术,术后配合辨证中药治疗,限制或部分限制负重行走6~12个月。对于塌陷发生6个月以上或塌陷程度≥4毫米者,采用切开关节的显微修复手术(即死骨清除、多条血管束或带血管骨瓣植入、软骨修补术),术后配合康复与中药治疗,限制或部分限制负重6~12个月。对于塌陷严重、头臼增生变形、股骨头半脱位的年轻患者,可采用头臼成形、带血管骨瓣植入、软骨修补、髋臼造盖术,术后配合康复治疗,仍有机会获得一个基本无痛、功能良好的自身健康髋关节。

4. 做好术后康复

股骨头坏死术后早期康复的要点是尽早恢复髋关节的功能。

(1) 术后4日内

术后患者一般首先到苏醒室,待完全清醒,各项生命指标平稳及患腿的感觉及运动功能恢复后转回病房。此时,患者会发现自己的臀部有白色敷料包裹切口,许多患者可能还有一根管子(引流管)连接到一个密闭的负压吸引装置中。患者应当注意不要将敷料弄湿,如果血液浸透敷料,要及时告诉医师等待处理。引流管一般会在2~4日内拔掉。此阶段患者在床上的时间较长,要注意每2小时改变体位1次,能缓解术后的不适感觉,并预防皮肤压迫、破溃。为防止患肢出现旋转,术后患肢要穿丁字鞋固定于中立位。

1) 疼痛控制 疼痛的控制是髋关节术后早期康复的主要内容,此阶段的疼痛主要来源于手术,切口疼痛尤其明显。这时医师常用的镇痛方法有镇痛泵、止痛针、口服止痛药物等。冷疗有明显的止痛效果,还兼有消肿作用。踝泵(踝关节的主动屈伸动作)不仅可以缓解由于肌肉紧张所导致的疼痛,还有消肿、预防深静脉血栓形成的作用。一般踝关节主动屈伸 10 次为 1 组,清醒时每小时 1 组即可。术后常用关节功能恢复器(CPM)进行患腿的持续被动运动,控制疼痛,预防深静脉血栓形成,改善关节活动度。

2) 关节活动度训练 髋关节手术早期主要是限制关节的活动范围,避免植骨块及血管束的脱落。一般外展不能超过 30°;内收不能超过中线;屈曲不能超过 90°,不过伸;外旋不超过 30°,不内旋。

3) 肌肉力量训练 术后早期髋关节周围肌群力量的训练以静力性收缩为主,在上述关节活动范围内,进行多点等长训练。

压膝动作:患者面向上平躺,自己用力,绷紧臀部和大腿前方的肌肉,尽可能使腘窝贴近床面,可以训练伸展髋关节的臀大肌和屈髋伸膝的股四头肌。每次用力坚持 1～6 秒,训练 10～20 次,每日坚持训练 3 组。

分腿动作:用弹力带捆住大腿下方,让患者用力分开双腿,并逐渐增加弹力带的长度,分阶段训练。此动作可以训练髋关节的外展肌群,为下地单腿支撑准备。每次用力坚持 1～6 秒,训练 10～20 次,每日坚持训练 3 组。

4) 全身功能训练 为预防便秘、肺部感染等并发症,深呼吸和咳嗽练习很重要。经鼻深吸气,然后由嘴深呼气。重复 3 次并咳嗽 2 次,可以辅助应用呼吸刺激器。呼吸训练要及早开始,不但可以预防坠积性肺炎等并发症,而且可以增强患者的体力,加速患者体力的恢复。

(2) 术后 4～7 日

此期患者的伤口疼痛还较重,另外由于停用镇痛药物,患者可能会感觉疼痛更明显。这时可以通过训练缓解疼痛的症状。患者体力逐渐恢复,可以进行步行训练。何时能够下地要咨询医师,下地时要应用拐杖,减轻患者下肢的负重,并预防跌倒,锻炼中做到"早活动,晚负重"。

(3) 术后1周～出院(2周)

此期许多患者已经可以出院,训练的重点在巩固床上肌肉力量、关节活动度训练和扶拐步行训练的基础上,进行日常生活和工作能力的训练,如穿脱衣服、弯腰拾物等。

上下楼梯:遵循"好腿上天堂、坏腿下地狱"的原则。上楼时,好腿先上,然后坏腿跟进。下楼时,坏腿先下,好腿支撑,然后跟下。

(4) 术后居家康复

出院后继续术后1～2周的训练内容,进行增加关节活动范围的练习。针对手术后组织粘连或肌肉痉挛而导致的关节功能障碍,进行肌肉力量训练,逐渐增加步行的距离与时间。出院后仍保持与医师联系,在医师指导下改造居家环境,并重新适应居家环境,进行居家的上下床、坐、站、下蹲、上下楼梯等动作的训练。康复训练过程中要避免过量,如果训练后或第2日早晨醒来后有明显的肌肉酸痛,身体十分疲乏,一般是训练量较大所致,应当适当减量。

1) 扶物下蹲法　单或双手前伸扶住固定物,身体直立,双足分开与肩同宽,慢慢下蹲后再起立,反复进行3～5分钟。

2) 患肢摆动法　单或双手前伸或侧伸扶住固定物,健侧单足负重而立,患肢前屈、后伸、内收、外展摆动3～5分钟。

3) 内外旋转法　手扶固定物站立,单足略向前伸,足跟着地,做内旋和外旋3～5分钟。

4) 屈髋法　患者正坐于床边或椅子上,双下肢自然分开,患者反复做屈髋屈膝动作3～5分。

5) 开合法　患者正坐于床边或椅子上,髋膝踝关节各成

90°角,双足分开,以双足间为轴心,做双膝外展、内收动作 3～5 分钟。

6) 蹬空屈伸法　患者仰卧位,双手置于体侧,双下肢交替屈髋屈膝,使小腿悬于空中,像蹬自行车一样的运动 5～10 分钟,以屈曲髋关节为主,幅度、次数逐渐增加。

7) 患肢摆动法　取仰卧位,双下肢伸直,双手置于体侧,患肢直腿抬高到一定幅度,做内收、外展 5～10 分钟。

8) 内外旋转法　患者仰卧位,双下肢伸直,双足与肩等宽,双手置于体侧,以足跟为轴心,双足尖及下肢做内旋、外展活动 5～10 分钟,以功能受限严重一侧为主。

9) 屈髋开合法　患者仰卧位,屈髋,屈膝,双足并拢踩在床栏上,以双足下部为轴心,做双膝内收、外展活动 5～10 分钟,以髋关节受限严重侧为主,幅度、次数逐渐增加。

10) 仰卧开合法　患者取仰卧位,双膝与肩同宽,下肢伸直,双手置于胸前上方,然后屈膝 90°,以双膝前部为轴心,做小腿内收、外展活动 5～10 分钟,以髋关节严重一侧为主,幅度、次数逐渐增加。

5. 康复过程中的注意事项

1) 坐　每次坐下休息,不要超过 30 分钟。站起来走一走,改变身体姿势。长途开车旅行,条件许可时,每 30 分钟停车 1 次,下车四处走走。这样可以防止血液结块,消除肿胀,且有助于降低关节的僵硬度。

2) 走　走动时使用拐杖,以减轻关节负重,直到医师准许不使用为止。

3) 上下楼梯　手术后在家休养的最初几周,每日可在他人帮助下,上下楼梯 1 次。上楼梯时,让朋友或家人站在身后保护,下楼梯时则站在您身前保护,上下楼梯时要抓紧楼梯扶手。

4) 性生活　股骨头坏死手术后 4～6 周可恢复性生活,患者最好在下方,腿岔开,稍稍弯曲,避免髋部过度弯曲或扭动,腿

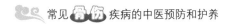
切勿向内侧转动。休养几个月后,可恢复任何舒适的性生活姿势。

5) 驾车　一般要在手术后 6 周医师允许后才能驾车,如果还有疼痛现象则不能驾车。

6) 水中行走　水中行走是骨科康复中最常用的方法,在游泳池中做水中行走运动,不仅可以放松身体,而且可以增强髋部和腿部的肌肉力量。但在医师准许并且手术刀口愈合前,不得做水中行走运动,一般手术后 6 周方可进行水中行走。池水高度应在胸部,扶住池壁,行走 15～20 分钟。每周运动 3～5 次即可。

7) 关节痊愈后的活动　股骨头缺血性坏死手术的目的是减轻疼痛,恢复髋关节的功能。活动中要避免增加髋关节负重的活动,游泳、骑自行车等为最佳运动。

8) 预防塌陷　塌陷是股骨头缺血性坏死发展中不可逆转的病理结局,当突然出现患髋疼痛及活动障碍,多要警惕是否有股骨头塌陷发生,此时要迅速去医院。

9) 合理使用拐杖　拐杖能有效减轻下肢负荷,原则上用双拐杖。选择拐杖时以木制(水曲柳木较好)和金属制(铝合金)的最常用,要选择无裂隙、无疤结的优质拐杖,柄部要有足够的海绵保护。高度选择应当以患者本人腋前缘至足底外缘的长度外加 5 厘米为宜,也可用本人身高减去 40 厘米为准。着力时要以手握拐杖横柄,不要把身体重量压在腋窝的拐柄区,有时可造成"拐杖性腋神经麻痹"。使用拐杖的时间,要根据病情遵照医嘱进行。在使用拐杖上楼时,应先迈健侧下肢,后迈患肢,最后双拐再上去;下楼时,应先让双拐下,后下患肢,最后下健肢。如果需要用单拐时,切记必须将拐杖放在健侧腋下,并与患肢同时行走,这样可以消除患侧臀肌疲劳、减轻患髋的受力,并增加稳定性。

6. 饮食养护

股骨头坏死患者的日常饮食养护推荐如下。

（1）主食需搭配适宜

股骨头坏死主食应以杂粮、面食、米等为主，但要注意做到品种多样，粗细搭配适宜。

（2）不宜吃辛辣食物

股骨头坏死患者应多食用新鲜蔬菜和水果等，不宜吃辛辣食物，应戒酒、戒烟。

（3）减少甘厚味食物

股骨头坏死如果肥甘厚味吃得过多，活动量又少，使体内血脂增高，血液黏稠度增加，血流缓慢，反而不利于股骨头的修复。

（4）多食含钙食物

多吃一些含钙高的食物，注意钙质的补充。股骨头坏死患者会伴有不同程度的骨矿物质含量即钙质含量的变化，故每日给予充足的钙质，可以弥补骨骼中矿物质成分的丢失。在普通食物中，含钙最丰富的是乳制品，如牛奶、酸奶、冰淇淋等，不仅含高钙质，还富含另一种人体所需的重要矿物质磷。为了更好地使乳制品中的钙、磷成分吸收，应该每日在食用乳制品的同时，经常晒太阳，保证每日晒太阳 1 小时左右，这样会收到更好的效果。牛奶在加热时需不断搅拌，防止磷酸钙沉积下来，造成钙、磷的损失。牛奶与含有植酸、草酸、纤维的食物同食会降低钙的吸收，故牛奶不与菠菜同食，也不可与浓茶一起喝。为了进一步增加牛奶中钙、磷的吸收，可在牛奶中加入维生素 A 和维生素 D 而成为复合奶。或在普通牛奶中加入鱼肝油（含大量维生素 A 和维生素 D），或加服维生素 A、维生素 D。

另一种含较多钙质的食物是动物骨头汤，在骨头汤中还含有脂肪酸及蛋白质，其中脂肪酸包括饱和脂肪酸和不饱和脂肪酸。蛋白质、脂类、钙等物质都是骨骼形成时的重要物质。因此，多喝骨头汤对治疗股骨头坏死也有一定的帮助。但骨头汤中钙离子较少,钙的浓度较低,故在煮汤时,先将骨头砸裂,可增加矿物质和蛋白质的溶出率。海产品中,如鱼和虾含有较多的钙、磷,而且钙磷比例合理,是钙磷优质来源,所以多食海鲜类食物,对股骨头坏死患者大有好处。食用鱼、虾时,选择合适的烹调方法。建议虾皮同食,因为这些成分含钙更高。

(5) 药膳调理

1) 龟鳖猪脊髓膏　水龟、鳖鱼各2只,猪脊髓300克,冰糖200克,生姜15克。将龟、鳖去内脏,洗净,猪脊随洗净,生姜切碎,加水文火煮至烂熬,去骨,加冰糖,文火浓缩成膏。候温装瓶。每日早晚各服1汤匙,温开水送服。具有滋阴清热,补肾壮骨的作用。适用于股骨头坏死后期阴虚内热者。

2) 十全大补汤　猪肉500克,猪肚60克,乌贼鱼60克,党参15克,炙黄芪15克,炒白术15克,白芍15克,茯苓15克,肉桂6克,熟地15克,当归15克,炒川芎9克,炙甘草9克,生姜30克,猪杂骨、葱、花椒各适量。将猪肉、猪肚、墨鱼洗净,葱、姜、杂骨拍破,余药布包,同放锅中,加清水、姜、黄酒、食盐适量煮沸后,转文火煮至猪肉、猪肚熟后,取出切片,放回汤中,去药包,煮沸即成。每日早晚各服1碗。服完后,隔5日再服下1剂,连续6~8剂。具有气血双补的作用。适用于股骨头坏死后期气血亏虚、肝肾不足者。

3) 二豆苡米粥　绿豆30克,赤豆30克,薏苡仁30克。将二豆及薏苡仁淘洗,先取二豆煮开花后,下薏苡仁煮为稀粥,待熟后调入白糖服食。每日2剂。具有清热解毒,消肿止痛的作用。适用于股骨头坏死初期髋膝疼痛、局部肌肤灼热、口干苦粘者。

4) 银花莲米粥　银花18克,莲米25克,白糖少许。将银花洗净,水煎煮沸5分钟后,去渣取汁,加莲米,煮至莲米熟透,加白糖调匀服食。每日2剂。具有清热解毒的作用。适用于股骨头坏死初期热毒内扰、局部灼热疼痛、功能障碍者。

7. 情志养护

股骨头坏死是一种慢性疾病,病程较长,治疗效果缓慢,患者容易产生比较沉重的心理负担。因旷日持久的病程本身就是一种沉重的心理压力,疾病所致的疼痛或不适,治疗的痛苦或麻烦,检查的复杂与繁琐,必然对心理产生影响。髋关节的活动障碍,限制了日常的活动,甚至丧失工作、学习、料理生活的能力。经济上的损失与困难雪上加霜。另外,长时间的休养,给家属、亲友带来不少麻烦和困难,进而产生人际关系方面的矛盾和问题。所有这些都可使患者的心理活动发生变化。因此,对患者的情志养护非常重要,重视精神调养,避免不良刺激。

(1) 提高自我心理调摄能力

过激过久的情志刺激,只有在超越人的心理调节范围时,才能成为致病因素。如《灵枢·本脏》中提到过:"志意和则精神专直,魂魄不散,悔怒不起,五脏不受邪矣。"因而要求患者能通过养生保健手段,达到自我心理调节,以提高人的精神正气,使机体产生抗病治病的能力。

(2) 尽量避免外界环境的不良刺激对人体的影响

一个优美的自然环境,良好的社会环境,幸福的家庭氛围,有利于精神的调养,因而要积极创建这种环境和氛围,尽量避免来自自然环境、社会环境、家庭因素等方面的不良刺激。家庭成员和患者要积极配合治疗本病,防止外源性精神刺激间接形成内源性因素对机体产生的不良刺激。

8. 日常生活起居养护

对于股骨头坏死的患者,在日常生活起居中一定要做到防寒保暖。寒冷因素可通过双臀部及腿部的血管收缩而致髋部瘀血、缺血、水肿等血液循环方面的改变,使患者症状加重。所以不要在寒冷的地方、风口等处久坐或睡眠。平时应多穿衣裤,注意患部保暖,适当活动患部。夏季室内安装空调或电扇等避暑用具,一旦空调温度过低、温差太大或凉风直接吹患部,也可使

沪上中医名家养生保健指南丛书

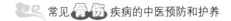

症状加重。在冬季要注意保暖,睡觉时可用电热毯,随天气的变化而合理更衣。另外,在日常生活起居中,还要做到防潮。潮湿可造成臀部、腿部等处皮肤代谢功能失调,以致局部组织血流缓慢而引起微血管充血、瘀血、渗出增加,亦可使患者的症状加重。南方的梅雨季节,环境湿度加大、气压较低,此时患者感到髋痛加重,腿部活动更加不便。因此,在潮湿条件下,患者除适当活动外,要勤晾被褥,保持工作和生活环境的干燥,以避免症状加重。

第二十二章
骨质疏松症

✚【疾病概况】

　　骨质疏松症是一种多因素所致的系统性骨病,其特征是骨量下降和骨的微细结构破坏,表现为骨的脆性增加,因而骨折的危险性大大增加,即使是轻微的创伤或无外伤的情况下也容易发生骨折,骨折发生前通常无特殊临床表现。该病女性多于男性,常见于绝经后妇女和老年人。随着我国老年人口的增加,骨质疏松症发病率处于上升趋势,在我国乃至全球都是一个值得关注的健康问题。

　　骨质疏松症是静悄悄发生的疾病,可分为三大类,即原发性骨质疏松症、继发性骨质疏松症和特发性骨质疏松症。①原发性骨质疏松症:是随年龄增长而发生的一种退行性改变,可分为两型,Ⅰ型为绝经后骨质疏松症,为高转换型骨质疏松症;Ⅱ型为老年性骨质疏松症,属低转换型。一般发生在 65 岁以上老年人,国外把 70 岁以上老年妇女骨质疏松症列为Ⅱ型骨质疏松症。②继发性骨质疏松症:是由某些疾病或药物因素所诱发的骨质疏松症。③特发性骨质疏松症:多见于 8～14 岁的青少年或成人,多伴有遗传家族史,女性多于男性。

　　骨质疏松症以原发性最为多见,其主要表现:①腰背疼痛,占疼痛患者中的 70%～80%,疼痛沿脊柱向两侧扩散,仰卧或坐位时疼痛减轻,直立时后伸或久立、久坐时疼痛加剧,日间疼

沪上中医名家养生保健指南丛书

痛轻,夜间和清晨醒来时加重,弯腰、肌肉运动、咳嗽、大便用力时加重。②身长缩短、驼背,多在疼痛后出现。这是由于老年人骨质疏松时椎体压缩所致,一般是每个椎体缩短2毫米左右,身长平均缩短3~6厘米。③脆性骨折,这是骨质疏松症最常见和最严重的并发症,它不仅增加患者的痛苦,加重经济负担,还严重限制患者活动,甚至缩短寿命。之所以说它是一种静悄悄发生的疾病,主要指骨质疏松性腰背疼痛以及身长缩短、驼背是在不知不觉的情况下发生的,其发生的脆性骨折是在很小外力,如摔倒手撑地、屁股着地等姿势下发生,严重者甚至打个喷嚏、咳嗽也会引起骨折。

骨质疏松症属于中医学"骨痿"的范畴,其发生主要与肾虚、脾虚、血瘀3个因素有关。根据辨证结果可分为肾阳虚型、肾阴虚型、肾精不足型、肝肾阴虚型、脾肾阳虚型、气滞血瘀型以及气血两虚型。

【养生指导】

骨质疏松症的养生指导原则:年轻时提高峰值骨量,老年时防止骨折等并发症,提高生活质量。

一、发病前预防

1. 提高峰值骨量

正常人在青春期发育完成后达到一生中骨成熟末期,此时人体的骨量达到最大值,即达到了峰值骨量(PBM),是人一生中骨最坚硬、骨矿含量最高时的骨量。年轻成人PBM值的高低对老年时的骨量至关重要,是决定老年期是否发展为骨质疏松症的重要因素。PBM差异的60%～80%由遗传因素决定,其余20%～40%则由环境因素,如运动、钙摄入、生活方式、身体疾病状态等决定。

(1) 合理的营养及钙摄入

成骨需要的营养来自蛋白质、钙、磷、维生素 C 等,老年妇女饮食营养要素缺乏,或因脱齿、缺齿等咀嚼不便影响营养摄入。纳差、肠道吸收功能减弱可使蛋白质吸收降低。另外,绝经后的妇女胃酸分泌少,维生素 D 不足,肠道吸收钙的能力降低是引起疾病的又一原因。因此,保证饮食结构的合理性,身体处于良好的营养状况,使骨代谢有一个良好的环境是至关重要的。

1) 做到平衡膳食,保证合理营养 合理营养是健康的物质基础,而平衡膳食又是合理营养的根本途径与保证。根据《中国居民平衡膳食宝塔》的建议及要求,通过以下简单易记的"六个一"来获得平衡膳食,即每日一杯奶、一斤左右的主食(包括谷类,薯类及杂豆)、一斤左右的蔬菜和水果、一百克左右的肉类(包括畜禽肉类及鱼虾类)、一两左右的大豆及坚果、一个鸡蛋。尽可能做到食物多样化,以满足人体对各种营养素的需求,达到合理营养,促进健康。

2) 抵制不良嗜好,预防骨质疏松

口重:食物中加入过量的盐,不仅会增加心血管病的风险,还会导致骨质疏松症。人体需要排掉的钠越多,钙的消耗也就越大,最终影响骨骼健全所必需的钙质。

蛋白质摄入多:高动物蛋白质饮食很容易引起钙缺乏症。这主要是因为含硫的动物性蛋白进入人体后,会使血液呈酸性反应,逼迫身体从骨质中提取钙质来维持酸碱平衡。其次,食物中的钙经过消化变成游离钙才能被小肠吸收,而红肉(如猪肉、羊肉、牛肉等)中含有大量的磷酸根,会在消化道中与钙结合,从而减少人体对钙的吸收。另外,红肉中饱和脂肪酸含量非常高,会在胃肠道内与钙结合,形成不溶性脂肪,使钙的吸收率降低。

咖啡与茶:过量摄取咖啡和茶可导致骨质疏松症,因为咖啡和茶都有利尿作用,使钙的排泄明显增加,其髋部骨折的发病率也增加。另外,含磷的可乐饮料也属此类,应尽量避免过量

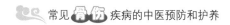

摄取。

饮酒:研究发现过量饮酒在男性可明显引起骨质疏松症,这可能是乙醇抑制骨形成。同时,过量乙醇抑制肠道对蛋白摄入,使雄性激素分泌减少,而男性雄性激素水平低下可以引起骨质疏松症。

吸烟:吸烟可以引起骨质疏松症,吸烟主要影响骨骼的外层也就是皮质骨的密度,而受影响最大的就是髋骨,吸烟者的髋骨密度普遍比不吸烟者低5%以上。需要强调的是,女性吸二手烟同样易患骨质疏松症。

过量食用巧克力:出现这种原因可能是因为巧克力含有草酸酯和糖,草酸酯会减少钙的吸纳量,糖则与钙的代谢有关,而钙又对维持健康的骨质起重要作用。

3) 注意钙的补充　膳食钙是安全有效的"投资"来源,钙构成骨骼的主要成分,骨骼的硬度取决于其骨质含量,骨质含量越高骨骼越坚固。该病的主要特征是骨质含量减少,长期低钙饮食是骨质疏松症发生的重要因素,可以通过饮食补钙。但要注意饮食中钙、磷比例,以钙与磷比例为 1:1.5 较为适宜。其次,应注意避免食物成分的相互作用和影响,如植物中的植酸盐和草酸盐会与钙结合成不溶性植酸钙和草酸钙,降低钙的生物利用度。当膳食中的钙含量不能满足人体需要时,适当补充钙剂是适宜的。

4) 适当补充维生素 A、维生素 D、维生素 K、维生素 C 等维生素 D 可促进小肠钙的吸收和骨质钙化,人体皮肤在紫外线作用下可合成维生素 D,所以应当多晒太阳,以增加体内维生素 D 的合成。维生素 A 和维生素 C 参与骨质中胶原蛋白多糖的合成,也利于骨钙化。奶类、蛋类、鱼卵和动物肝脏富含维生素 A,新鲜蔬菜和水果富含维生素 C,深色蔬菜水果和薯类富含胡萝卜素,可以在人体内转化成维生素 A。因此,适当补充多种维生素和矿物质以获取均衡营养,有助于防止骨质疏松。

5) 预防骨质疏松症的食物

绿叶蔬菜:小白菜、油菜、芹菜、雪里蕻、小茴香、洋葱、香菜等多种绿叶蔬菜,含有一定数量的钙,最高者每 100 克含钙量可达 150 毫克。特别是洋葱,瑞士科学家们发现,洋葱中含有一种叫谷胺酰多肽的成分,其在制止矿物质流失方面效果最为明显,所以每日加食至少 400 克的洋葱可能有助于防治人类骨质疏松症。尽管绿叶蔬菜中的钙较少被肠道吸收,但由于绿叶蔬菜几乎是餐桌上人人的必备品,故每日吃上 400～500 克绿叶蔬菜,仍然可从中获得必要的钙补充。

新鲜水果:除部分坚果,如杏仁、松子中含有少量钙外,新鲜水果中极少含钙。但新鲜水果中含有丰富维生素,特别是维生素 C,可以促进钙的溶解与吸收,有利于钙的利用。因此,在日常生活中要注意多吃一些新鲜水果,每日坚持,对人的身体会有好处。

虾皮:虾皮营养极为丰富,100 克虾皮中含蛋白质 39.3 克、钙 991 毫克,是鱼、蛋、奶的几倍至几十倍。虾皮还含有丰富的钾、碘、镁、磷等矿物质及维生素、氨茶碱等成分。老年人经常食虾皮,可预防因缺钙所致的骨质疏松症。但患有过敏性疾病的老年人不宜食用。

鱼鳞汤:营养学家研究发现,鱼鳞其实是种特殊的保健食品,可以预防心血管病和骨质疏松症等疾病。此外,鱼鳞含有丰富的蛋白质、脂肪和多种维生素,还含有铁、锌、钙和多种人体必需微量营养素,其中钙、磷的含量很高,能预防老年人骨质疏松与骨折。

蛋黄:蛋黄中含钙量很高,每 100 克蛋黄含钙 100 毫克以上,且吸收良好,每日吃 1 个蛋黄对预防骨质疏松症有益。

大豆及豆制品:大豆和豆制品的钙含量较高,一般为每 100 克达 100～400 毫克。另外,大豆中含有大豆异黄酮,绝经期妇女经常吃些豆类或豆制品,可起到类雌激素的作用,促进骨基质

沪上中医名家养生保健指南丛书

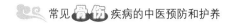

的产生,对预防妇女绝经后的骨质疏松症益处较大。

海带:每 10 克干海带中含钙量高达 625 毫克,是 1 杯牛奶的 2 倍。但海带中的钙吸收率较低,不如牛奶。不过,经常吃些海带既有助于预防骨质疏松症,又可防范甲状腺功能低下。

啤酒:一项新研究发现,麦芽啤酒中含有大量硅元素,而硅元素有助于新骨骼的形成,老年女性每日喝 1 品脱(约 0.57 升)啤酒就能预防骨质疏松症。1 品脱啤酒含约 8 毫克硅元素,相当于每日推荐剂量的 1/3,更年期前的妇女每日喝半品脱啤酒,进入更年期后的妇女每日喝 1 品脱啤酒,就能起到预防骨质疏松症的作用。

牛乳:牛奶中含有丰富的钙,且吸收率很高,每日喝上半斤牛奶就可获得 300 毫克的钙,占每日所需钙的 1/3 左右。牛奶还含有多种氨基酸、乳酸、矿物质及维生素,可促进钙的吸收。所以,牛奶应成为人们平日补钙的最佳钙来源。但大量喝牛奶或吃奶酪并不是有益于骨骼的最好食品,奶制品的蛋白质和钙含量高,而含磷和镁含量低,过量蛋白质的摄入也会导致钙缺乏。

(2) 坚持运动锻炼

"生命在于运动",适度的体格锻炼是提高峰值骨量、增强体质、提高抗病能力、预防骨质疏松症最有效方法之一。运动作为预防骨质疏松性骨折的重要手段有其力学特点。首先是部位特异性,即骨骼应力着力部位的骨密度明显增加,其次是增加的骨量会因运动的终止而丧失。对不同的年龄段设计相应的运动处方显然十分重要。比如运动目的,在青少年阶段是尽可能增加峰值骨的骨量以达到最佳骨盐储备,老年阶段则主要是减缓骨盐的丢失。

1) 骨质疏松症的运动方式

有氧耐力运动:有氧运动方式,如慢跑、快走、踏车和登台阶等,可直接起到刺激骨形成和抑制骨吸收的作用。

肌力的训练：肌力训练可防止由于年龄增长引起的肌力降低，有助于预防和治疗骨质疏松症。肌力训练有以杠铃、哑铃为代表的等张运动和用力对抗抵抗物而不发生移动的等长运动，以及需要专用设备的等速运动。

上述运动方式能增加局部肌肉耐力，局部肌肉会有相应增长，还能提高机体的协调功能。骨质疏松症患者推荐进行以较轻承重为主的综合运动方案，可增强附着骨骼上的肌肉群。患者做变换体位的活动，可影响骨表面曲度所施加的负荷，它与骨的重建有关。因此，运动能增加凸面面积，刺激成骨细胞活性，并增强骨骼所承受应激的能力。当然这些运动要根据个体潜在能力来设计，应从最小负荷开始并逐渐增加，以使患者有足够的时间来适应。渐进抗阻运动能达到增强骨健康和改善功能的作用，但只适于无骨折的骨质疏松症患者。渐进抗阻运动对增强肌力和增加骨密度的作用，要比耐力运动效果好。髋关节的抗阻运动可增加大转子的骨密度，但对股骨颈的效果小。

平衡和灵活性训练：是预防跌倒的重要运动方式，如医疗体操、舞蹈、太极拳等。有文献报道，进行太极拳运动能减少跌倒发生率，尤其是防止髋部骨折的发生率。骨密度很低和有多发性骨折的患者，需要有肌肉对骨骼的保护作用，应进行增强肌力、提高平衡能力和灵活性的运动训练，但要避免脊柱屈曲的活动。对于骨密度明显降低、肌肉无力和有平衡障碍的患者，运动训练可加强协调和平衡能力，使骨密度增高和肌力增强，预防跌倒。灵活性训练可保持关节适当活动范围，维持肌肉骨骼的正常功能。伸展运动分为动态和静态伸展两种，动态伸展运动是利用惯性屈伸关节，在运动前应做静态伸展运动。中等强度的静态伸展运动，可减轻肌肉神经的张力，关节屈伸到一定姿势时维持 10～30 秒，伸展程度以不引起疼痛为限度。静态伸展运动发生外伤较少，适于中老年人的关节伸展运动，可每周进行3 次。

沪上中医名家养生保健指南丛书

2) 骨质疏松症的运动原则　骨质疏松症患者不宜进行高强度短时间的运动,应进行低强度较长时间的运动。在运动开始的第 1 周,要进行低、中等强度运动 20～30 分钟,运动 2～4 周后出现正常的运动反应且无并发症时,运动时间可以从 20 分钟逐渐增加。严重骨质疏松患者也可进行间歇运动,运动频度通常为每周 3 次。

3) 不同年龄阶段的运动方式

青少年运动方法的选择:青少年时期骨骼尚未完全骨化,在长骨骨骺与骨干之间存在软骨和骺软骨。儿童和青少年时期骺软骨生长速度很快,尤以四肢更为明显,并且这一时期骨的承压较小,易变形。因此,体育锻炼内容应以速度和暴发力项目为主,少负重,每组运动时间短,间歇时间长,运动强度和运动量要适度。青少年通过体育锻炼增加骨密度,提高峰值骨量,预防骨质疏松症,必须达到一定的运动强度和足够的运动时间,方能取得良好的效果。

青年人运动方法的选择:青年人到 25 岁基本停止骨化过程,骨应力能力大大加强,一般运动能力也很强。这一时期训练应采用较多暴发力和一定量绝对力量及适量耐力练习,用更直接的运动锻炼对骨进行刺激,以产生较明显的疗效。如进行多次 50～100 米的短跑、俯卧撑和负重蹲起等运动锻炼能防治肢体长骨近远端和脊柱的骨质疏松。

中老年人运动方法的选择:中老年人的生理特点和运动能力决定了在运动方法的选择上要有别于其他年龄段的患者。有氧运动能有效防治中老年人骨质疏松症,中老年人在从事有氧运动过程中,应在力所能及范围内加大运动量,才能取得更好的防治效果。

4) 推荐一套练习法　这套动作分仰卧位和立坐位两部分。仰卧位每日做 2 遍,每遍各动作完成 5～10 次。立位训练每日做数回。

仰卧位：

第一节：患者取仰卧位，上肢上举，置于头部两侧，尽力将上肢向上，下肢向下做伸展动作，同时腹部回收，背肌用力伸展。

第二节：双下肢屈曲，背肌伸展，一侧上肢摆动至与躯干呈垂直的位置，然后向床面方向用力按压。

第三节：双手抱膝，背肌伸展，双腿靠近胸部。

第四节：仰卧位，双下肢屈曲，肩关节外展90°，肘关节屈曲90°，用上臂向床面用力按压。

第五节：仰卧位，背肌伸展，做一侧膝关节的屈伸动作。

第六节：仰卧位，背肌、腹肌、大腿肌肉收缩，背肌伸展，两手、两膝用力向床面按压。

立位、坐位：

第一节：患者背部靠墙呈立位，上肢上举，尽力做背伸动作。

第二节：面对墙呈立位，双脚前后略分开，双侧上肢平举与肩同高，背肌伸展，上肢用力推墙。

第三节：双手扶木椅靠背，上身保持正直，背肌伸展，完成膝关节轻度屈曲动作。

第四节：维持上身垂直的坐位姿势。

（3）多晒太阳

皮肤是维生素 D 形成的重要场所。多晒太阳可增加维生素 D 形成，促进钙吸收，提高峰值骨量。

2. 减少骨丢失率

（1）养成良好的生活方式

不吸烟、不饮酒，少喝咖啡、浓茶及含碳酸饮料，少吃糖及食盐，动物蛋白也不宜过多。晚婚、少育，哺乳期不宜过长，尽可能保存体内钙质，丰富钙库。

（2）雌激素替代疗法

绝经期后雌激素水平下降，造成骨质丢失，使骨骼开始变脆。雌激素替代疗法能防治骨质疏松症，降低骨折发生率，减

沪上中医名家养生保健指南丛书

少绝经期的症状,如潮红、阴道分泌减少、脾气暴躁、失眠和多汗等。还可降低血中胆固醇水平,从而减少心脏病的发生。可以口服、注射或皮下埋植法。注意雌激素替代法可引起乳房触痛和体液潴留,一些妇女可再次来月经,但不会怀孕。雌激素有致癌的风险,如在治疗中同时使用孕激素,可以降低这种致癌的危险性。对已有典型骨质疏松症者,选用降钙素、二膦酸盐、氟化钠等能迅速减轻疼痛、缓解病情,但需在医师指导下使用。对已发生骨折的患者,应加强外科治疗,防止并发症。

(3) 延长绝经年龄

绝经后妇女骨质疏松的主要原因是雌激素水平下降,因此延长绝经年龄也是预防骨量减少的方法。家庭成员和睦相处,同事关系融洽,保持乐观、开朗的心理状态,积极治愈慢性疾病,加强营养,戒烟,适度的性生活,适当的营养和体育锻炼都是推迟绝经期的有效措施。

(4) 积极治疗相关疾病

很多疾病在发生过程中可以伴发骨质流失,因此要积极治疗与骨质疏松发生有关的疾病。如糖尿病、类风湿关节炎、脂肪肝、慢性肾炎、甲状旁腺功能亢进、甲状腺功能亢进、骨转移癌、慢性肝炎、肝硬化等。

二、 发病后养护

1. 早发现

高危人群及早或定期进行骨密度检查,以了解自己是否患骨质疏松症。如果发现骨量已在标准水平之下或是骨质疏松,要积极在医师指导下治疗。

2. 防跌倒

骨质疏松性骨折是骨质疏松症最常见的并发症,也是造成骨质疏松症患者丧失生活自理能力最主要的原因。因此,对于确诊的骨质疏松症患者,一定要采取措施防止骨折。主要措施包括以下几方面:除去家中小地毯或卷边的地毯、突出的家具和丝带物;穿着低跟鞋有利于良好行走;行走时注意凹凸不平的地面、人行道、地板及注意脚下的宠物;注意保养楼梯,两边安装扶手,清理楼梯上的杂物;注意正在服用的药物有无不良反应,有些药物可能导致跌倒风险增加,如降压药,安眠药、H_2受体阻滞剂等;注意体育锻炼,增加肌肉力量和平衡训练,有助于减少行走时跌倒的可能。

3. 积极药物治疗

一旦确诊骨质疏松症,要在医师指导下规范用药。骨质疏松症的药物治疗比较慢,不论是口服还是肌内注射,一般都要坚持几个月,不要随便停药。

4. 正确处理骨质疏松性骨折

骨质疏松症发生骨折后,患者活动能力下降,可以加重骨质疏松症的病情,一旦发生骨折,要积极治疗。以前对最常见的骨质疏松性脊柱骨折多采用卧床休息的保守治疗。近年来发现保守治疗存在患者卧床时间长、并发症多、骨折愈合缓慢等不足,故主张尽早外科干预,减轻患者疼痛,使患者早日站起来,早日活动,对提高疗效、减少并发症具有重要作用。

5. 饮食养护

(1) 黄豆猪骨汤

鲜猪骨 250 克,黄豆 100 克。将黄豆提前用水泡 6～8 小时,将鲜猪骨洗净,切断,置水中烧开,去除血污。然后将猪骨放入砂锅内,加生姜 20 克,黄酒 200 克,食盐适量,加水 1 000 毫升。经煮沸后,用文火煮至骨烂,放入黄豆继续煮至豆烂,即可食用。每日 1 次,每次 200 毫升,每周 1 剂。该药膳中,鲜猪骨含天然钙质、骨胶原等,对骨骼生长有补充作用。黄豆含黄酮苷、钙、铁、磷等,有促进骨骼生长和补充骨中所需营养。此汤有较好的预防骨骼老化、骨质疏松作用。

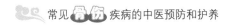
（2）桑葚牛骨汤

桑葚 30 克，牛骨 300 克。将桑葚洗净，加酒、糖少许蒸制。另将牛骨置锅中，水煮，开锅后撇去浮沫，加姜、葱再煮。见牛骨发白时，表明牛骨的钙、磷、骨胶等已溶解到汤中，随即捞出牛骨，加入已蒸制的桑葚，开锅后再去浮沫，调味后即可饮用。该药膳中，桑葚补肝益肾。牛骨含有丰富钙质和胶原蛋白，能促进骨骼生长。此汤能滋阴补血、益肾强筋，尤甚适用于骨质疏松症、更年期综合征等。

（3）虾皮豆腐汤

虾皮 60 克，嫩豆腐 250 克。将虾皮洗净后泡发，嫩豆腐切成小方块，加葱花、姜末及料酒，油锅内煸香后加水烧汤。该药膳中，虾皮每 100 克钙含量高达 991 毫克，豆腐含钙量也较高，常食此汤对缺钙的骨质疏松症有效。

（4）猪皮续断汤

鲜猪皮 250 克，续断 60 克。取鲜猪皮洗净去毛，去脂，切小块，放入蒸锅内，加生姜 18 克，黄酒 120 克，食盐适量。取续断煎浓汁加入锅内，加水适量，文火煮至猪皮烂为度，即可食用。每日 1 次服食。该药膳中，猪皮含丰富的骨胶原蛋白，胶原蛋白对人体的软骨、骨骼及结缔组织都具有重要作用。

第二十三章
膝骨关节炎

✚【疾病概况】

　　膝骨关节炎是一种常见病,分为原发性和继发性。原发性膝骨关节炎常见于 50 岁以上的中老年人,女性多见,少见于 35 岁以下的青年人,发病通常缓慢,随年龄增长而增加,多两侧先后发病。继发性膝骨关节炎多发生于膝内翻、膝外翻畸形,使应力集中于关节软骨而发生退行性变,以及半月板撕裂、韧带损伤、髌骨软化症、剥脱性骨软骨炎、习惯性髌骨脱位或关节内骨折后。

　　本病的主要病变是关节软骨的退行性变和继发性骨质增生。本病归属于中医学"痹症"、"腰腿痛"的范畴,发病内因是年老体衰、肝肾亏虚、筋骨失养。外因是劳伤瘀滞、夹杂风寒湿邪闭阻筋脉所致。由于中年以后肝肾亏虚,肝虚则血不养筋,筋不能维持骨节张弛,关节失滑利,肾虚而髓减,致使筋骨均失所养。再加上过度劳累,日积月累,筋骨受损,营卫失调,气血受阻,经脉凝滞,筋骨失养,导致发生本病。临床表现主要为膝关节疼痛,早期为钝痛,以后逐渐加重,可出现典型"晨僵"。其疼痛特点表现为上下楼梯时疼痛或疼痛加重,坐下休息时不痛,坐位站起行走时疼痛明显,走几步路后疼痛减轻,行走较长时间后疼痛又加重,此疼痛又称"开步痛"。

　　中医诊治膝骨关节炎要区分是肝肾亏损为主还是慢性劳损

为主。肝肾亏损属肾阳虚者,见面色无华、精神疲倦、气短少力、腰膝酸软、手足不温、小便频多、舌淡苔薄脉沉细而弱。肝肾阴虚者,表现为心烦失眠、口燥咽干、面色泛红、五心烦热、耳鸣耳聋、小便短赤舌红苔少、脉细弱而数。而慢性劳损为主者早期可出现气血虚弱之证,证见精神萎靡、神情倦怠、面色苍白、少气懒言,后期也可出现肝肾不足之证。

➕【养生指导】

膝骨关节炎的养生指导原则:祛除影响健康的各种危险因素和主动养生锻炼,随时注意保护关节。发病后治疗时将临床症状与影像学诊断相结合,祛除症状,延缓关节退变。

一、发病前预防

由于本病多发于中老年人,且多为女性肥胖患者,或长久从事重体力劳动者、剧烈体育运动者及生活环境寒冷潮湿者。在日常生活、运动及劳动中,必须祛除影响健康的各种危险因素和主动养生锻炼,随时注意保护关节,才能避免或延缓膝骨关节炎的发生。

1. 控制体重

控制体重,减少关节的受力负荷和影响关节软骨营养。

2. 适度运动

适度运动,避免关节过度劳损。

3. 改善生活环境

改善生活环境,注意关节保暖,避免长久在寒冷潮湿处居住或工作。

4. 注意饮食调节

注意饮食调节,合理膳食,尤其是绝经后妇女和老年人应多食含钙高和富含胶原蛋白的食物,调节机体内环境的平衡和稳定。

5. 调摄情志

调摄情志,保持心理平衡,养成良好的生活习惯和乐观心态,避免因精神刺激而导致内分泌系统、免疫系统、神经中枢系统紊乱,尤其女性因精神刺激致雌激素水平下降从而降低对关节软骨的保护作用。

6. 重视早期药物干预

中年以后可在医师指导下适时服用氨基糖苷类或硫酸软骨素及维生素 A、维生素 C、维生素 D、维生素 E 等人体软骨不可缺少的药物制剂,以减少蛋白聚糖降解,有效诱导滑膜细胞分泌关节滑液,润滑关节软骨面,减少关节软骨磨损。

二、发病后养护

1. 早发现、早诊断、早治疗

膝骨关节炎的早期症状是关节局部疼痛,阴天或受凉、过劳会加重,可伴有打软腿、跌倒的感觉。随着病情进一步发展,疼痛逐渐加重并呈持续性,关节活动受限,最后发生变形。因此,在早期症状出现时就须到医院检查治疗。因患者的关节疼痛往往与 X 线摄片检查和物理检查获得的关节退变程度缺乏明显相关,故治疗应基于关节功能及客观发现。治疗方案的实施应根据每个患者的病情而定,建立综合性、个体化、长疗程的治疗原则。目前西医治疗膝骨关节炎的方法主要有药物治疗和外科治疗两大类,药物治疗又可分为控制症状的药物和改善病情的药物,以及软骨保护剂。有口服、外用类剂型,也有关节腔内注射和关节外敷贴等种类选择应用。中医药疗法的优势和精髓在于整体观念、辨证施治。如肝肾阴虚型服用左归丸以滋补肝肾;劳伤瘀滞型服用筋骨痛消丸以补肾壮筋活血止痛;阳虚寒凝型服用金匮肾气丸或附桂骨痛胶囊以温补肾阳通络止痛。另外,还可采用局部外贴膏药或中药熏洗以及针灸、推拿、中药离子导入等治疗。只要进行系统合理的规范治疗,恰到好处地发挥中西

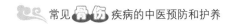

医疗法的长处,才能达到缓解疼痛、阻止和延缓病情的发展、保护关节功能、提高生存治疗的基本目的。

2. 防止传变

膝骨关节炎的病理变化始于关节软骨退变,继而出现关节周缘骨与肌肉组织的改变,尤其是后期往往出现关节力学结构等改变,出现膝关节内外翻畸形,甚至胫股关节半脱位和髌股关节半脱位,严重影响患者的活动功能,形成恶性循环,给患者的日常生活、工作带来很大困扰。面对这样一个缓慢复杂的病理过程,对于已有膝骨关节炎的患者,应根据其病情程度及临床证型的不同,采取相应的治疗措施,阻断病情发展,保护关节功能,打破其恶性循环。这需要医患合作,共御疾患;需要整体调理,遵守康复指导原则;一定注意关节保暖,避免寒冷刺激;注意有氧健身运动,劳逸结合;维持适当体重,减少关节负重;保持正确的坐姿和站姿。低钠、低盐,富含钙质与胶原蛋白饮食,舒畅情志,重症者合理使用支具或者手术治疗,消除诱发与加重膝骨关节炎的诱因。

3. 做好康复

(1) 控制活动量

膝骨关节炎的疼痛是膝关节过度使用的信号,因此处理膝关节疼痛的重点是把体力活动限制在膝关节耐受范围内。病变膝关节过度使用,不仅加剧疼痛,还增加病变膝关节的损伤程度。因此,膝骨关节炎的活动量应根据病变关节的耐受度来确定。

(2) 动静结合

除手术外,一般膝骨关节炎患者无需卧床休息,但应限制其活动量,少做上下楼梯活动,避免爬山。对于急性期肿痛症状严重者,则应卧床休息,膝关节可用支具短期固定于功能位。早期可进行肌肉等长收缩练习,或在轻微帮助下的不负重锻炼,以缓解疼痛,防止肌肉萎缩及粘连,保持膝关节活动范围。

（3）控制体重

流行病学研究发现,肥胖对膝关节骨性关节炎的发生有一定影响,除肥胖引起的机械性因素外,还与肥胖的全身代谢因素有关。膝关节承受的应力及方向取决于肢体的力线、体形、肌肉力量及其相互作用。肥胖女性膝关节骨性关节炎的发病率是正常体重女性的4倍。因此,体重超重的膝骨关节炎患者,宜饮食控制,适当进行不负重体育活动,如游泳、骑自行车,施行减肥,防止膝关节超负荷,延缓膝关节退变。

（4）关节保护

1）避免膝关节同一姿势长时间负重。

2）保持正确姿势,减轻对膝关节的负重。

3）保持膝关节的对位对线。

4）工作或活动的强度不应加重和产生膝关节疼痛。

5）在急性疼痛时膝关节不应负荷或活动。

6）必要时配戴支具或使用手杖,维持膝关节力线及减轻膝关节承重。

7）更换工作程序,以减轻膝关节应激反应。

（5）能量节约

①配戴支具,改变下肢力线,在最佳体位下进行工作或活动；②改造家庭环境,如楼梯安装扶手,使用坐便器,以适应膝骨关节炎患者的需要；③休息与活动协调,做到动静结合；④经常进行勾脚伸膝锻炼,维持股四头肌肌力；⑤保持膝关节处于屈曲90°的位置。

（6）物理治疗

1）热疗　有热带法、石蜡疗法、矿泥热包裹法等。

2）水疗　采用热水浴,水温39～40℃,具有镇痛作用。

3）电疗　低、中、高频电疗,能达到改善血液循环、解除肌痉挛、消炎消肿的作用。

4）中药药浴　中药药浴可改善物质代谢和微循环,抑制退

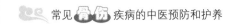
行性变的进一步发展,消炎止痛,促进关节功能的恢复。可用以下处方进行药浴。

肉桂 90 克,鸡血藤 90 克,威灵仙 90 克,川芎 90 克,木瓜 60 克,五加皮 80 克,独活 80 克,苏木 60 克,川续断 80 克,络石藤 60 克,海桐皮 80 克,豨莶草 80 克,仙灵脾 80 克,刘寄奴 80 克,土茯苓 80 克,秦艽 80 克,伸筋草 90 克,牛膝 80 克,川乌 40 克,草乌 40 克。将上述药物煎好后,去渣取液 2 500 毫升,分为 5 份,每份再加清水 3 L,药浴的温度保持在 43℃ 左右。煎药浸泡双下肢为佳,每次 45 分钟,每日 1 次,1 份药液可用 5 日,但每次用完后要注意低温冷藏(不要冰冻),15 日为 1 个疗程。注意每次药浴宜加入少量白酒或黄酒 10 毫升左右。药浴后要注意保暖,避免感冒。

4. 饮食养护

(1) 饮食禁忌

1) 高脂肪食物　膝骨关节炎患者应忌食高脂肪食物如牛肉、猪肥肉等,过于酸、碱、咸的食物,以及人工合成的食物、腌渍类食物、油煎油炸食物。食盐的量也应控制在每日 5 克为佳。

2) 甜味食品　膝骨关节炎患者应忌食或少食甜味食品,如甜饼、甜点心、糖果、冰激凌、巧克力等。

3) 刺激性食品　膝骨关节炎患者应忌食或少食辣椒,并忌食或少食西红柿、菠菜、苋菜、茭白、茄子、土豆等,因为西红柿、土豆、茄子、辣椒等及烟草中的生物碱能使关节炎症状加重。忌饮酒类和碳酸性饮料,少饮浓茶及咖啡,忌食贝壳类、干果、有味精添加剂和防腐剂的食品。

(2) 宜进的饮食

可以多食含硫的食物,如芦笋、鸡蛋、大蒜、洋葱,因为骨骼、软骨和结缔组织的修补与重建都要以硫为原料,同时硫也有助于钙的吸收。多食含组氨酸的食物,如稻米、小麦和黑麦。组氨酸有利于清除机体过剩的金属。多食用富含胡萝卜素、黄酮类、维生素 C 和维生素 E 以及含硫化合物的食物。

(3) 常用药膳

1) 三七丹参粥　三七 15 克,丹参 20 克,鸡血藤 30 克。洗净,加入适量清水煎煮取浓汁,再把粳米 300 克加水煮粥,待粥将成时加入药汁,共煮片刻即成。每次随意食用,每日 1 剂。具有活血化瘀、通络止痛的功效,可用于膝骨关节炎证属瘀血内阻、经脉不利的患者。

2) 三七炖鸡　雄乌鸡 1 只,三七 9 克,黄芪 18 克。共纳入鸡腹内,加入黄酒 10 毫升隔水小火炖至鸡肉熟,用酱油随意蘸食。隔日 1 次。具有温阳、益气、止痛的功效,可用于膝骨关节炎证属阳气不足者。

3) 猪肾粥　取猪肾 1 对洗净切片,人参 9 克,核桃肉 12 克,粳米 250 克,加适量水共煮成粥。随意服用,每日 1 剂。具有祛风除湿、补益肾气的功效,可用于膝关节炎证属肾气不足者。

4) 防风粥　取防风 18 克,葱白 2 根洗净。加适量清水,小火煎药汁备用,再取粳米 60 克煮粥,待粥将熟时加入药汁熬成稀粥即成。每日 1 剂,作早餐用。具有祛风湿、止痹痛的功效,可用于膝骨关节炎证属风湿痹阻者。

5) 桃仁粥　取桃仁 12 克洗净,捣烂如泥,加水研去渣,与薏苡仁 40 克,粳米 150 克同煮为粥。随意服用,每日 1 剂。具有益气活血、通利关节的功效,可用于膝骨关节炎证属气虚血瘀、阻滞关节者。

6) 冬瓜薏仁汤　冬瓜 500 克连皮切片,与薏苡仁 60 克加适量水共煮,小火煮至冬瓜烂熟为度,食时酌加食盐调味。每日 1 剂,随意食用。具有健脾、清热、利湿的功效,可用于膝骨关节炎证属湿热内蕴而湿邪偏盛者。

5. 自我按摩

(1) 按揉阿是穴

阿是穴又称压痛点、天应穴、不定穴等。这一类腧穴既无具

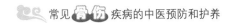

体名称,又无固定位置,而是以压痛点为治疗部位,即"以痛为腧"。膝关节病者,在膝关节周围容易出现一些压痛点,一般在内侧或者外侧有。找到内侧和外侧压痛点时,用拇指进行点揉。找到压痛点以后,可以用拇指由轻到重进行按揉,有酸胀感最合适,每个压痛点1分钟左右,3~4个压痛点就是3~4分钟就可以了。该手法可以促进局部血液循环,也有一定的止痛作用。

(2) 按揉膝周五穴

膝周五穴,即阳陵泉、阴陵泉、梁丘、血海和足三里。

血海穴非常好找,把膝关节绷紧,膝关节上侧看到有两条肌肉在隆起,隆起的肌肉内侧叫血海穴,外侧叫梁丘穴。在大腿内侧,从底下往上慢慢触摸,就是骨头最高的地方再往后下一点有个窝,叫阴陵泉。在它的对应面,就是膝关节外侧也是骨头最高的地方前下面有个凹陷,也有一个窝,叫阳陵泉。第5个穴位叫足三里,这个穴位在膝关节外侧,从膝关节下面是3寸,正好是4个手指,就可以找到这个穴位了。找到这些穴位后,也是用拇指由轻到重,然后压到最重的时候,轻轻进行按揉,也是有酸胀感为最好。一个穴位按摩1分钟。

(3) 推揉髌骨

先找到髌骨,髌骨就像一个壶盖似的,扣在膝关节上面。找到它以后,用一个手掌或者是两个手掌把它慢慢压在髌骨的上方,然后由轻到重慢慢用力,进行来回揉搋,做3分钟左右。做的时候要有一个度,一定要注意千万不要越重越好,应以老年人能够忍受为最好。揉的时候应该感到膝关节有一种热感,这就是最合适的,不要太用力。该手法可以起到松解粘连,因为膝关节病患者容易发生肌肉之间或者韧带之间粘连,通过揉动以后,可以让粘连分开,疼痛就会消失。

(4) 拿股四头肌

把腿绷紧会发现有两块肌肉高起,这两块肌肉叫股四头肌的内侧头和外侧头,中间的叫股直肌。用双手掌自下而上或自上而下推抚、摩、揉股四头肌数分钟,或以温热为度。然后,用双手多指由上而下捏拿股四头肌数遍。继之,用小鱼际部或空拳叩打股四头肌3～5遍。

(5) 按压膝关节

平坐在床上,患病腿平放或者自然弯曲,搓热双手,双手按压患病膝部,先左右相对按压(左手在膝盖左边,右手在膝盖右边)1分钟,然后上下按压(一只手在膝盖上部,另一只手在膝盖下部)1分钟,接着全方位按压膝部关节(用双手掌心从各个角度揉按膝盖至膝部发热)2分钟。做此步骤时,意念集中在手和膝部接触的部位。注意按压时要用手掌心使劲,类似揉面那种力道。

6. 治愈后防止复发

膝骨关节病作为一种多发于中老年人的慢性疾病,现行常规治疗只能缓解疼痛症状,延缓病情发展。因此,该病的康复期或稳定期,要深深认识到经治疗后的症状缓解不等于疾病根治,近期有效不等于远期有效,关节结构力学的改变是难以逆转恢复正常的。应检测病情的发展和传变,注意预防复发,保护已受损的关节。主要要防止关节过度劳累及受凉,避免超强度劳动和劳动造成关节损伤。

减少不合理的运动,运动时要多注意,选择散步、慢跑、骑自行车和游泳等非负重运动。以散步达到健身目的,需要有一定的速度(每分钟达到80～90步为中速,100步以上为快速),路程要有一定距离(一般每日6 000步左右,体力强的可达1万步),每日走1小时左右,可分2次完成。以自我感觉良好、全身温暖舒适或微微出汗为好。已经有膝关节疼痛的患者,应避免过多的下蹲运动或负重、跳跃、登高,以免加重关节劳损,避免不良姿势(如跑、跳、蹲、盘腿、上下楼梯等)。控制体重以减轻关节的压力,注意健康饮食调理,巩固性应用中西药物。倡导科学的

沪上中医名家养生保健指南丛书

运动锻炼,如游泳、抬腿活动、空蹬自行车、仰卧位直腿抬高或抗阻力训练及不负重关节的屈伸活动,这些运动可增加局部肌肉力量,有助于骨骼肌肉和关节健康。膝骨关节炎的发病部位为负重大、活动多的膝关节,而冬春季节的天气比较寒冷、干燥。大量临床调查研究证明,寒冷、潮湿气候与居住环境亦是诱发膝骨关节炎的危险因素。长期冷刺激会使膝关节、软骨代谢能力减弱,免疫能力降低,造成对关节、软骨的损害。秋冬季节骨关节炎之所以高发,与气候寒冷有直接关系。因此,要随时留意天气预报,加强膝关节防寒保暖。应根据气温的变化,及时更换相应的服装,尽量不要在寒冷和阴雨天穿短裙。必要时也应穿厚实的连裤袜和毛绒或粗呢裙,且要达到能护住膝关节的长度。女性应尽量少穿高跟鞋,穿高跟鞋确实能给人增添气质,但使身体重心前移,对膝关节产生较大的压力,使膝部一直处于紧张状态,久之易引起关节腔及肌肉、韧带等多劳损甚至退变。需要特别说明的是,无论穿细高跟鞋还是宽跟高跟鞋,在行走时对膝关节产生的压力是相同的。因此,作为女性应尽量少穿高跟鞋。平日里可以穿2~3厘米的高跟鞋,这会减少罹患膝关节炎的概率。若一定得穿高跟鞋,可每晚在家用一只深木桶装上掺了醋的热水,浸泡双脚、小腿及膝部,以缓解疲劳。

7. 养生过程中的注意事项

(1) 减轻膝关节的负荷

不论膝关节手术治疗还是保守治疗,最终目的都是保持膝关节的行走及负重功能。任何增加膝关节负荷的动作对膝骨关节炎的康复都是不利的。因此,应减轻体重,并多进行膝关节非负重状态的活动。

(2) 减少膝关节的使用频率

膝骨关节炎是一种退变性疾病,不论是人工关节还是原来的关节,多负重使用1次,其有效寿命都会减少1次。因此,尽可能减少膝关节负重活动是延缓关节翻修或关节置换的重要

沪上中医名家养生保健指南丛书

措施。

(3) 把握锻炼的度

膝骨关节炎患者的膝关节不能长久处于一个姿势不动,也不能活动过度。其锻炼以非负重活动为主,而日常生活中的平地行走也是可以的。应爱护自己的关节,不应进行过度的行走活动。

(4) 避免膝关节半蹲位活动

膝关节在半蹲位是最容易受损伤的,半蹲位时切不可左右旋转上半身以免伤及膝关节内外侧副韧带。一旦关节韧带发生损伤,一定注意休息,否则容易因膝关节稳定装置受损而造成关节不稳,最终发展成膝关节骨性关节炎。

第二十四章
肩关节周围炎

✚【疾病概况】

肩关节周围炎,简称肩周炎,是一种中老年人的常见病,又称粘连性关节囊炎、凝肩、漏肩风或冻结肩等。高发年龄在40～60 岁,以50 岁左右多见,又称"五十肩"。主要表现为肩关节疼痛和功能受限,临床发病率达20.6%。通常认为肩周炎有一定自愈倾向,但自然病程长达6 个月～3 年,甚至更长,给患者带来极大痛苦和不便。如果不给予积极治疗,虽然肩关节功能有所恢复,但可能永远也无法恢复到客观上正常的状态。肩周炎治疗目的在于去除疼痛,恢复功能。

肩关节周围炎以肩痛为其显著临床特点,属于中医学"痹证"的范畴。中医辨证可分为风寒湿、气滞血瘀、气血亏虚、肝肾亏虚和脾虚湿困共5 种证型。而根据病因,可分为外伤性、退变性(五十肩)、风寒性(冻结肩、漏肩风)和中风性4 种。

✚【养生指导】

肩关节周围炎的养生指导原则:发病前加强锻炼,注意保暖,增强体质;发病后康复锻炼,恢复功能。

一、发病前预防

1. 加强锻炼,增强体质

肩关节周围炎的发生与年龄有一定相关性,因此从青年时期就应积极主动参加体育锻炼,并持之以恒。如跑步、医疗体操、广播操、太极拳、武术、中老年人健美操、划船动作、弓箭步向前走并做扩胸运动、手拉滑轮等肩关节有关活动等,都是很好的锻炼方法。

2. 注意肩部保暖

防止肩部持续性过久吹凉风,尤其是夏天,天气炎热,出汗多时更应引起注意。如果汗出时在风扇下或阴凉通风处、空调冷风直吹处,或肩部外露情况下吹风过久,或在室温较低的环境久留,容易导致肩关节周围炎的发生。所以,在温暖或炎热的季节,都要防止持续风吹过长,尤其是凉风或冷风。在冬季加强保暖,晚上睡觉时防止肩关节外露。常居寒湿之地或从事煤矿井下作业,要采取劳动保护措施,防寒防湿,避免过度劳伤肩关节。淋雨后,应立即洗热水浴,饮姜糖水(糖尿病患者不宜),以周身微汗出为宜。

3. 防外伤

在日常生活中,应小心谨慎,避免肩部外伤。如受外伤,应立即治疗,防止或延缓肩关节退行性变的发生。大量统计资料表明,肩关节周围炎的发病均与劳伤有关。

4. 防过劳

劳动强度或锻炼强度不宜过大,肩关节运动过度,会导致周围软组织的劳损,积损成劳、积劳成疾,久而久之,会诱发肩关节周围炎的发生。

5. 控制血糖

大量的研究发现,糖尿病与肩关节周围炎的发生有密切关系。糖尿病患者一旦发生肩关节周围炎,其症状多较严重,处理

沪上中医名家养生保健指南丛书

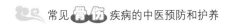

起来比较棘手。因此,要定期检测血糖,一旦确诊糖尿病,就要积极控制血糖。当糖尿病患者出现肩痛时,要给予重视,并积极治疗。

二、发病后养护

1. 功能锻炼

肩关节周围炎治疗目的在于去除疼痛,恢复肩关节的功能。肩关节周围炎经有效治疗后,功能锻炼是保持肩关节功能、防止再粘连的重要措施。在此向大家推荐上海市肩周炎中医临床优势专病建设中心、国家中医药管理局"十二五"重点专科、上海市伤科八大家之一陆氏伤科长期形成的肩关节周围炎锻炼方法。

(1) 双手爬墙

患者面朝墙站立,双足并立,足尖挨墙,双上肢向前伸,用手掌扶住墙,然后通过各手指的倒换,使手掌贴着墙面而向上爬行,健肢带动患肢,向上举,举至极限时,他人可以用双手推患者双侧肩胛骨,促使患者双上肢上举。此时会出现疼痛,疼痛以患者能忍受为度。疼痛难以忍受时,原位停留 1～2 分钟,待疼痛稍微缓解后继续上爬,到最高点时,在中指尖部墙面画一横线作为标记,保留肢体该体位 1～2 分钟后,通过手指的倒换慢慢滑下,再次重复前述动作。

(2) 前屈患手摸对侧耳朵

患侧上肢上举,上臂紧贴同侧耳朵,患手摸对侧耳朵,并由前向后滑动。

(3) 挽背健手拉患手

患者双足并立,挺胸收腹,患手挽到身后,手背贴于躯体,用健手拉住患手尺侧,向对侧和上部牵拉,拉到极限,放松重复以上动作。如为双侧患者,双手交替进行。

(4) 头压手掌

晚上睡前和早上起床前,仰睡在床,伸直双腿,手掌放在头下面,掌心向上,手背朝下,用头紧紧压住手掌中心(哪边痛就压哪边的手掌),每次 20 分钟。开始几日,手臂不能弯度过大,手掌也很难伸到位,可先采用侧睡头压手掌的办法。

(5) 按揉穴位

按揉肩井,取坐位,以左手中指按揉右肩肩井穴 1～2 分钟,换手。按揉曲池,取坐位,以左手拇指指尖按揉右臂上的曲池穴 1～2 分钟,换手。按揉合谷,取坐位,以左手拇指指尖按揉右手合谷穴 1～2 分钟再换手。

(6) 捏拿手臂

取坐位,以左手捏拿右手手臂,从肩到手腕,再由手腕到肩,反复捏拿 5～10 遍,换手继续上述操作。

(7) 旋摩肩周法

取坐位,以左手手掌贴于右肩,旋摩肩周 50～100 次,使之产生温热感,换手继续上述操作。

上述手法以患者能忍受为度,每个动作做到极限位置,松解术后第 1 日做 1 次,以上 3 个锻炼动作各做 10 下。以后每日早晚各 2 次,坚持至少锻炼 3 个月。

2. 注意锻炼的度

功能锻炼作为恢复功能的一种重要手段,在操作中要注意掌握幅度。不是锻炼次数越多越好,只要每个动作做到极限、到位,达到作用即可。术后早期,过度锻炼会造成新的损伤,引起出血,可能诱发再次粘连。因此,要注意锻炼的质量,而不要过度增加锻炼的数量。故推荐的锻炼方法只要每日 2 次,每次每个动作 10 下,锻炼到位即可。

3. 非甾体类抗炎镇痛药的应用

肩关节周围炎关节粘连松解后,需要口服必要的非甾体类抗炎镇痛药,以控制疼痛。有些患者担心有不良反应而拒绝服用。服用非甾体类抗炎镇痛药主要有两个目的:①减轻疼痛,为功能锻炼创造条件;②消除局部无菌性炎症,防止再次粘连。

最新研究表明,非甾体类抗炎镇痛药有防止肌腱粘连的作用。

4. 预防复发

睡卧时,不要露肩当风;使用空调或电扇时,不要当肩而吹,避免局部感受风寒。长期从事肩部运动者,注意劳逸结合,避免肩部劳损。急性发作时,避免做肩外展旋转活动及提取重物。注意防潮湿、阴冷,避免感冒。适当体育锻炼,禁忌做大甩手回环运动,可以做上下垂直和左右交叉摆动,前屈患手摸对侧耳朵以及被动后挽和爬墙运动。

5. 饮食养护

(1) 肩周炎患者饮食禁忌

1) 忌吃肥腻食品　肥肉、奶油、油炸食品等均属肥腻食品。肩周炎属中医学"痹症"范畴。中医学认为痹症主要是由于体内气血痹阻不畅所致,而高脂厚味的食物容易影响脾胃的运化而生湿,湿属阴邪,易加重气血痹阻。患有肩周炎患者,如果每日吃大量的高脂肪类食物,将出现关节强直、疼痛肿胀以及功能障碍,关节炎的症状明显加重。肩周炎患者不宜吃肥肉、奶油和油炸食物。

2) 忌吃用铁锅烧的饭菜　因为人体内较多的铁可与蛋白质结合而形成一种物质,这种物质再与铁分子结合,可形成铁蛋白蓄积于关节的黏液中。每一个铁蛋白分子含有4 500个铁原子,如再与铁结合就达到饱和,饱和铁蛋白具有毒性,它和游离铁能诱发关节炎发作。因此,肩周炎患者最好不要用铁锅煮饭。

3) 忌吃海味　因为海参、海带、海菜、海鱼等含有一定的尿酸,这些尿酸被身体吸收后能在关节中形成尿酸盐晶,使关节炎的病情加重。因此,肩周炎患者不宜吃海产品。

(2) 肩周炎常用药膳

1) 三七藕蛋橘络羹　取三七粉5克,鸡蛋3只,鲜藕汁60毫升,橘络2克,食盐、猪油少许。将鲜藕汁加水适量,煮沸后将三七粉、生鸡蛋打破后冲入鲜藕汁内搅匀,放入橘络、食盐及油煮沸 2 分钟即可。每日 1 剂,分 2 次服完,连服 15 日。适用于肩关节局部肌肉突然剧痛,如针刺刀割、部位不移、按之痛甚、关节受限或局部肿胀等症状,一般急性期可用。

2) 山楂玫瑰花茶 取山楂 60 克,玫瑰花 15 克,枸杞子 18 克,茉莉花 12 克。先将山楂、枸杞子煎汁,然后冲入装有茉莉花、玫瑰花的容器中,再稍煮后即可饮用。适用于急性损伤后日久不愈,局部隐隐作痛,活动不利,遇天气变化或劳累疼痛复发加重者。此方补益肝肾,温经活血通络。

3) 桑枝鸡汤 取老桑枝 50 克,老母鸡 1 只,盐少许。将桑枝切成小段,与鸡共煮至烂熟汤浓即成,加盐调味,饮汤吃肉。具有祛风湿,通经络,补气血之效。适用于肩周炎慢性期而体虚风湿阻络者。

4) 川乌粥 取生川乌头 6 克,粳米 60 克,姜汁约 12 滴,蜂蜜适量。把川乌头捣碎,研为极细粉末,先煮粳米,粥快成时加入川乌末,改用小火慢煎,待熟后加入姜汁及蜂蜜,搅匀,稍煮即可。具有祛散寒湿,通利关节,温经止痛之效。适用于肩周炎风湿寒侵袭所致者。

5) 白芍桃仁粥 白芍 30 克,桃仁 18 克,粳米 90 克。先将白芍水煎取液,约 500 毫升,再把桃仁去皮尖,捣烂如泥,加水研汁,去渣,用二味汁液同粳米煮为稀粥,即可食用。具有养血化瘀,通络止痛之效。适用于肩周炎晚期瘀血阻络者。

6. 中药外用

(1) 中药药浴

1) 洗剂 I 号 取防己 40 克,草乌 10 克,威灵仙 50 克,川乌 10 克,五加皮 40 克,羌活 40 克,川芎 40 克,赤芍 40 克,红花 20 克,木瓜 40 克,鸡血藤 50 克,千年健 40 克,海风藤 50 克,青风藤 50 克,桑枝 50 克,伸筋草 60 克,透骨草 60 克。将上药用冷水浸泡于铁瓷盆内,2 小时后,文火煎熬 20 分钟,不去渣,待放置温度适宜后,用毛巾蘸药液热敷患处,或直接用药液洗浴患处,再次用时加温即可,加温前可续水。每日 1～2 次,每次 30 分钟,每剂药可用 1 周。具有温经活络,祛风散寒的功效。可用于肩周炎各期的洗浴。

2) 洗剂Ⅱ号 取伸筋草 18 克,透骨草 18 克,威灵仙 18 克,续断 18 克,麻黄 18 克,桂枝 18 克,当归 15 克,红花 15 克,川乌 15 克,草乌 15 克,木鳖子 15 克,乳香 15 克,没药 15 克,川芎 15 克,用法同上。具有舒筋活血,温经散寒的功效。可用于肩周炎各期的洗浴。

3) 漏肩风熏洗验方 取鬼箭羽 18 克,桂枝 12 克,桃仁 12 克,红花 12 克,木瓜 12 克,晚蚕沙 18 克,黄酒 250 克。上药加清水适量浸泡 15 分钟,再加水半面盆,加黄酒煎沸后,趁热熏洗患处,冷则加热再熏再洗。每次熏洗 15～30 分钟,每日 2 次,每剂连用 3 日。具有祛风散寒,活血化瘀,通经和络的功效。可用于肩关节周围炎属风湿痹阻型者。

(2) 中药外敷

1) 肩周散 取生半夏 12 克,生南星 12 克,生川乌 9 克,伸筋草 12 克,白芷 12 克,生草乌 9 克,细辛 9 克,桃仁 12 克,红花 12 克,没药 12 克,乳香 12 克,生葱 12 克,生姜 12 克,白酒适量。上药共研细末,再加生姜、生葱捣烂,兑适量白酒,一起入锅内炒热,敷于患肩部,外包固定。隔日换药 1 次。如有皮肤对药过敏者,可用纱布蘸清油隔在皮肤上,再敷药。具有温经散寒,活血化瘀的功效。可用于肩周炎各期。

2) 川乌散 取川乌 12 克,草乌 12 克,樟脑 6 克。上药研末,根据疼痛部位大小,取药末适量,用食醋将药末调成糊状,均匀敷于患处及压痛点,厚约 0.5 厘米,外裹纱布,用热水袋压在局部热敷约 30 分钟。每日 1 次。具有温经散寒,通阳除痹的功效。可用于肩周炎各期。

3) 吴薏盐散 取吴茱萸 40 克,薏苡仁 40 克,莱菔子 40 克,菟丝子 40 克,紫苏子 40 克,生食盐 40 克。诸药研为粗末,先将生食盐锅中炒黄,再加入中药末拌炒至微变色,然后倒布袋内,外敷患肩,边熨敷边活动肩关节直至药温已低为止。隔时复炒再敷,每日3次。具有祛风散寒,温经通络,祛湿止痛的功效。可用于肩周炎各期。

(3) 中药外洗

1) 外擦验方 取生川乌18克,生草乌18克,干姜18克,细辛12克,威灵仙12克,凤仙花12克,红花12克,川芎8克,桂枝9克,独活12克,寻骨风12克,樟脑18克,松枝9克,大黄9克,仙茅12克,巴戟天12克,茴香12克,丁香12克,三七9克,五加皮9克,牛膝8克,乳香18克,没药18克,全虫9克,土元9克,山茱萸12克,麻黄12克,枸杞子12克,狗脊12克,桑枝9克,当归9克,秦艽9克,白酒1 500毫升。诸药粉碎为粗末,用55度白酒浸泡,夏季14日,春秋季21日,冬季30日,过滤沉淀5日而成。晚睡前用棉签蘸药液适量涂于疼痛处,用聚乙烯超薄膜(薄软食品塑料袋)覆盖,外用衣被覆盖10分钟左右,有发热感,温度升高(灼热感属正常),6小时后去掉覆盖物。每日1次。注意药物要均匀接触皮肤部位,孕妇及酒精过敏、皮肤破损者禁用。该外洗方具有温经散寒,通络止痛的功效。可用于肩周炎各型。

2) 消炎止痛液 取丁香12克,山茶12克,川乌10克,木香10克,草乌10克,大黄16克,红花12克,当归16克,生地12克,赤芍12克,丹皮12克,白芷12克,川芎12克,防风8克,乳香8克,没药8克,荆芥8克,薄荷6克,樟脑8克。上药除樟脑外,加入90%酒精(适量)浸泡24小时(酒精与药之比为1∶2),然后置水于锅中,用蒸馏法,收集蒸馏液200毫升,药渣中残余液滤尽,把樟脑粉加入蒸馏液中搅匀,与滤液合并,制成350毫升外擦液备用。用时先在病灶部位,用特定电磁波谱治疗器照射10分钟后,将本品涂擦患处,间隔5分钟涂擦1次。每次照射30分钟,每日2次。具有温经散寒,通络止痛的功效。

可用于肩周炎症见肩关节疼痛难忍、难以入眠、手不能抬举转后者。

7. 自我按摩

如果肩周炎患者关节活动障碍仅累及一侧,那么可以用健侧上肢对患侧进行自我按摩。患者在进行自我按摩以前,一般先进行热水浴或中药热浴,按照前面介绍的方法做患侧肩关节的局部热疗,随后可以选择一种较为适合自己的肩周炎医疗体操进行锻炼,最后进行肩周炎的自我按摩。自我按摩的步骤及方法:①用健侧的拇指或手掌自上而下按揉患侧肩关节的前部及外侧,时间1~2分钟,在局部痛点处可以用拇指点按片刻。②用健侧手的第2~4指的指腹按揉肩关节后部的各个部位,时间1~2分钟,按揉过程中发现有局部痛点亦可用手指点按片刻。③用健侧拇指及其余手指的联合动作揉捏患侧上肢的上臂肌肉,由下至上揉捏至肩部,时间1~2分钟。④还可在患肩外展等功能位置的情况下,用上述方法进行按摩,一边按摩一边进行肩关节各方向的活动。⑤最后用手掌自上而下掌揉1~2分钟,对于肩后部按摩不到的部位,可用前面介绍的拍打法进行治疗。

第二十五章
网　球　肘

✚【疾病概况】

　　网球肘又称肱骨外上髁炎,其特点是以肘部外侧和肱骨外上髁疼痛,因网球运动员易患此伤而得名。此伤也可发生于羽毛球、乒乓球、击剑等项目的运动员中。肘关节由肱骨、桡骨、尺骨及其关节囊、韧带组成,有屈伸及旋转运动,屈伸范围 0°～150°,肘关节约有 15°的生理外翻角(携物角),肱骨小头有 30°～50°的前倾角。肘关节的前后、桡侧与尺侧均有韧带加固。桡侧副韧带起于肱骨外上髁,放射状围绕桡骨小头,附着于环状韧带。环状韧带是前后附着于尺骨的桡骨切迹前后缘、包绕桡骨颈的韧带,对维持桡骨小头的稳定性十分重要。肱骨内上髁是前臂屈肌和旋前圆肌的起始处,肱骨外上髁是前臂伸肌群的附着处。由肱骨外上髁伸肌总腱的慢性劳损及牵扯引起的,尤其是桡侧伸腕短肌至为重要。例如网球、乒乓球、羽毛球运动员,在"反拍"、"下旋"回击急球时,球的冲击力作用于伸腕肌或被动牵扯该肌。有些患者是 1 次受到撞击或牵拉出现症状,但大多数患者是逐渐出现症状。早期是运动中做某个动作时(如反拍击球)肘关节外侧出现疼痛,运动停止后症状缓解或消失。重复做该动作时又出现疼痛,以后疼痛逐渐加重,变为持续性疼痛,有时疼痛向肘上、肘下放射。严重时可出现患肘突然失力现象,突然发生不可抑制的无力感而丢掉手提物品。患者在拧毛巾、拿水杯等轻微活动中也可出现疼痛。

　　肱骨外上髁炎属于中医学"筋伤"的范畴。中医根据辨证结果,可为气滞血瘀型和肝肾亏虚型。

➕【养生指导】

　　网球肘的养生指导原则:发病前注意保暖,避免劳损;发病后肘关节减少活动,促进康复。

一、发病前预防

1. 注意肘部保暖

　　工作或日常生活中注意肘部保暖,不要将空调、电扇等直接对着肘部吹。

2. 避免肘部劳损

　　工作中注意劳逸结合,不要做一个动作过久,避免肘部劳损。

二、发病后养护

　　网球肘是由于肘部过度运动引起,故肘部制动,减少肘部活动是治疗的重要措施。患了网球肘后,局部外用药物治疗,效果是明显的。

1. 手术后康复

　　网球肘一般不需要手术治疗,严重者如果经非手术治疗无效,则需行手术治疗,手术后的康复措施对于疗效具有重要意义。

　　(1) 疼痛控制

　　以夹板或支具,让患肢休息制动,避免做强力或重复的抓握活动。

　　(2) 功能锻炼

　　必须避免引起被修复肌腱张力增加的主动及被动运动,即肘关节的屈伸及旋转活动,但应尽早恢复与被修复肌腱无关的运动,如握拳活动。

(3) 渐进性改善肌肉柔软度,软化松解纤维瘢痕组织

1) 桡侧伸腕短肌的主动抑制训练 患者伸肘和前臂旋前位开始练习,将腕部向尺侧偏斜并且屈曲腕关节和手指。患者不应有疼痛增加的感觉,只有被牵张的感觉,也可以采用缓和的收缩-放松技巧。

2) 腕伸肌群的自我牵张训练 ①患者手背紧贴墙面,手指朝下,维持伸肘,前臂选前位;②患者手背紧贴墙面向上移动,当腕伸肌感到拉力,则维持该姿势;③然后可以加上主动抑制,维持该姿势,并让患者屈曲手指。

3) 腕屈肌群的自我牵张训练 ①患者手掌紧贴墙面,拉长肌肉,手指朝下;②将手贴墙面向上移动,保持肘关节伸直位置。

(4) 增强肌力练习

1) 在无痛下,进行各种姿势的肌肉等长收缩练习。当整个关节活动都无痛的情况下,可以进行适度的向心性抗阻运动练习。

2) 患侧手握哑铃做屈曲、伸直、旋前和旋后的渐进性抗阻运动练习,或采用弹力治疗带做腕关节的屈伸练习。以一个环形弹性带放在足底,另一边用手握住,手臂保持或被支撑在水平姿势。当前臂旋前时,阻力施加手腕伸肌;旋后时,阻力施加于腕屈肌。

3) 开始给予离心负荷,首先以轻微的重量,逐渐进展到无痛程度的控制。增加每次运动的时间,由 1 分钟增加到 3 分钟,以增强耐力,逐渐增加负荷或速度。

(5) 模拟所需要的活动

加强肌力和耐力,如使用墙上滑轮或弹力带来模拟网球的抽球动作。

(6) 评估上肢运动模式

评估整个上肢的运动模式和躯干控制,确定是否造成肘部过度使用的不良因素。

(7) 功能训练和加强体能

在上肢能控制的负荷力量前提下,做肌力、耐力、体力和柔软度运动,同时应减少造成损伤的过度负荷力量,并且重新训练适当的技巧。

1) 教患者在使用损伤的肌肉之前,应该先做牵张,以及摩擦按摩。

2) 训练前,先做热身运动,包括肩部、肘部、腕部和躯干的一般柔软运动。

3) 增加既定模式的重复次数,由3分钟增加到5分钟。

4) 在重复压力性活动前,对于四肢或躯干没有使用或较少使用的部位,要做好整体肌力和体能的增强。

5) 所有的模拟活动,以高速度加上低阻力的模式进行训练。

6) 在重复压力性活动前,应评估患者的运动技巧及调整方式。如果使用器械练习,应分析并调整,以减少对患肢的压力。

2. 自我按摩

(1) 按揉曲池穴和合谷穴

曲池穴在侧掌屈肘,在肘横纹外端凹陷中。合谷穴位于手背,第一、二掌骨间,第二掌骨桡侧的中点处。简便取穴的方法是:将一手的拇指指骨关节横纹,放在另一手拇、示指之间的指蹼缘上,拇指尖下便是此穴。用健侧手的拇指指端按压住患侧上肢的曲池穴、合谷穴,以感到酸胀为佳,然后按顺时针方向点揉两穴,每穴各约1分钟。曲池、合谷均是全身强力清热止痛的要穴,经常点揉,除可以缓解局部及全身疼痛外,还有强身健体的作用。

(2) 按揉手三里穴

手三里穴位于前臂背面桡侧,阳溪与曲池穴连线上,曲池穴下2寸处。另外,阳溪穴是在腕背横纹桡侧,拇指向上跷起时拇短伸肌腱与拇长伸肌腱之间的凹陷中。用健侧手的拇指指端按压患侧上肢的手三里穴,以感到酸胀为佳,然后按顺时针方向点揉约1分钟。手三里穴是治疗网球肘最有效的穴位之一,同足三里穴类似,有很好的补养气血作用,只是功能稍弱一些。

(3) 按揉肘髎穴

肘髎穴位于肘关节部,肱骨外缘空隙凹陷中。用健侧手的拇指指端按压这个穴位,网球肘患者在肘髎穴通常能找到压痛点,治疗点亦于此处。适当用力按揉0.5～1分钟。

(4) 点按阿是穴

以一手拇指指端放在患侧肘部最疼痛点,适当用力点按1～3分钟。点按阿是穴具有松解粘连、活血止痛的作用,可以缓解网球肘局部疼痛。

(5) 放松前臂肌肉

健侧手用拿法或揉法放松整个前臂肌肉,主要针对皮下和骨膜上的肌肉层。该按摩手法可以使原本痉挛的肌肉充分放松,促进血液循环,并使组织松解以释放被卡压的神经,达到缓解疼痛的目的。

(6) 被动运动患肢

患肢完全放松,用健侧手握住患侧腕部,然后带动患侧手做左右旋转和前后屈伸动作。注意力度要缓和均匀,不宜过强、过快,幅度可大一些,各操作3分钟。患肢被动运动与主动运动完全不同,被动运动是在完全放松情况下进行的,因此有利于炎症的消退。

(7) 掌擦肘外侧

以一手掌心放在患侧肘部,适当用力在肘部上下擦摩1～2分钟,以肘部发热为佳,擦摩部位可适当大一些。该手法可以温经散寒,调理气血,从而促进整个肘关节的血液循环,加快炎症的消退。

自我按摩可每日做1～2次,开始手法宜轻,之后逐日加重,以能自我耐受为度。

3. 自我艾灸治疗

艾灸疗法有温阳补气、温经通络、消瘀散结、补中益气的作用,达到养生目的,有标本兼治、重在治本的功效,且操作简便易学。对网球肘的灸法,可用直接灸、隔药灸、隔饼灸任选一种。

(1) 直接灸

取肘部痛点为阿是穴,以艾条20厘米(直径约1.5厘米)一端点燃,对准穴位距离皮肤2~3厘米进行悬灸,以患部有温热感而无灼痛为宜。一般每处灸5~7分钟,至皮肤红晕为度。每日1次,15日为1个疗程。

(2) 隔药灸

灸药制备:麝香1.5克,樟脑9克,血竭3克,儿茶3克,川乌3克,草乌3克,共为细末,贮瓶备用。用面粉加水搓成线绳状面条,于阿是穴四周绕成直径为1.5厘米的圆圈,将上述药末铺于圈内3~4分厚。再将纯艾卷剪成1.5厘米长的艾段(艾炷),置于药末上点燃,以能耐受为度,如过分灼烫,可用镊子夹去,另易1炷,灸3壮。

(3) 隔饼灸

灸饼制备:以白附子、生川乌、乳香、细辛、没药等研末,加赋形剂制成直径3厘米、高1厘米的药饼,饼上穿刺10数孔。患者正坐伏案,屈肘、前臂内收暴露阿是穴,将灸饼中心置于最痛处。将纯艾制成的底面直径2.5厘米、高1.5厘米的圆锥或圆柱状艾炷放在饼上,点燃施灸。灸治过程,患者初感温热,至热不可耐(约灸后3分钟),可将饼夹起,下垫适量药棉(以缓减热量),再将灸饼放上,艾炷燃完,随着热量徐减,分2次将所垫药棉减去。灸后皮肤可出现深红晕,局部留有色素沉着或起小水泡。如有水泡可涂以甲紫(龙胆紫)用小块消毒敷料包扎,4~5日可结痂脱落,不留瘢痕。一般2~3日(如起水疱可5~6日)1次,3次为1个疗程,疗程间隔1周。

第二十六章
腕管综合征

✚【疾病概况】

腕管综合征是由于腕管内容积减少或压力增高导致正中神经受压所引起的手部疾病,是一种临床上最为常见的周围神经嵌压性疾病。腕管综合征患者典型的临床表现为桡侧三个半手指麻木、疼痛,晚上疼痛加剧,活动或甩手后症状可减轻。同时,还会出现手指活动不灵敏,拇指外展功能受限等症状。目前,腕管综合征发病年龄有年轻化趋势,研究证明这与电脑的普及有直接的关系,反复机械地点击鼠标,会使右手示指及连带的肌肉、神经、韧带处于一种不间歇的疲劳状态,是造成腕管综合征发生率不断升高的主要原因。其高发人群是经常使用鼠标的工作人员,又称"鼠标手"。

从解剖上讲,腕管是由腕横韧带与腕骨沟共同围成的骨纤维性隧道,通往手的正中神经和许多屈肌腱由此通过。人们使用鼠标时,总是反复、集中、机械地活动一两个手指,腕关节因长久密集、反复和过度的机械活动,导致局部软组织发生水肿,从而压迫腕管内的正中神经和屈肌腱产生相应的症状。女性鼠标手的发病率要远高于男性,这是因为女性的腕管通常比男性容积小,正中神经更容易受到压迫。从中医学来讲,腕管综合征属于中医学"痹症"、"麻木"的范畴。

沪上中医名家养生保健指南丛书

➕【养生指导】

　　腕管综合征的养生指导原则：发病前科学合理使用鼠标，防止发病；发病后注意保养，减轻不适，促进康复。

一、发病前预防

1. 正确使用鼠标和键盘

　　使用电脑时要保持正确的坐姿，这是最根本也是最行之有效的办法。键盘应该摆在用户的正前方位置，键盘和鼠标的高度也不宜过高。研究表明，鼠标的位置越高，对手腕的损伤越大；鼠标的距离距身体越远，对肩的损伤越大。因此，鼠标应该放在一个稍低位置，在手臂自然下垂时，肘关节的高度就是鼠标摆放的高度，这样有利于减少操作电脑时对腰背、颈部肌肉和手部腕管等处的损伤。键盘的位置也应该与这个差不多。很多电脑桌都没有鼠标的专用位置，这样把鼠标放在桌面上长期工作，对人的损害不言而喻。使用鼠标时，手臂不要悬空，以减轻手腕的压力，移动鼠标时应当轻巧，减少手腕受力。不要用力敲打键盘及鼠标的按键，用力轻松适中为好，建议使用人体工学键盘，并且使用适合自己手感的鼠标。如果调节鼠标位置很困难，可以把键盘和鼠标都放到桌面上，然后把转椅升高。桌面相对降低，也就缩短了身体和桌面之间的距离。

2. 改变使用电脑的习惯和电脑的设置

　　一是左右手（臂）交替使用，避免长期单一右手或左手"操劳"而造成劳损；二是许多程序指令是可用键盘完成的，如双击鼠标的设置可改为单击鼠标滚轮或以鼠标滚轮翻页等，多用键盘快捷方式或使用声控系统和手写板等辅助配件，能有效减少使用鼠标次数。

3. 避免劳损

　　要尽量避免上肢长时间处于反复、机械而频繁活动状态，在连续使用电脑 1 小时以后,应当休息,做一些手部、肩部的活动,如做一些握拳、捏指等放松手指的动作,这点对于经常通宵玩游戏的网友更加重要。

二 发病后养护

1. 早期发现

长期使用鼠标的人如果有前臂和手部刺痛、酸麻、无力等症状,应及时去医院就诊,以避免导致永久性伤害的形成。

2. 劳逸结合

使用电脑工作时,最好每 1 小时左右离开电脑休息活动一下,使手部肌肉和紧张的身心放松。有症状出现时要以热水浸泡手腕,外用双氯芬酸(扶他林)或正骨水,可活血化瘀,修复劳损,使手部肌肉完全放松。

3. 自我治疗

(1)腕关节锻炼方法

美国俄克拉何马州骨科和重建外科中心主任 Seradge 医师发明了一种锻炼方法,用来预防与过度重复性使用有关的腕部疾患,如腕管综合征,该方法在美国广为流传。Seradge 认为,合理的锻炼和工作方式可以有效保护腕关节,减轻腕关节疾患带来的病痛,减少不必要的医疗花费。在此向大家介绍一下这个方法。

1)首先,先右手后左手进行。①身体站立,双上肢自然放松,下垂于身体侧方;②右上肢伸直,向前、上移动达肩关节水平(肩关节此时前伸达 90°),手掌朝上,手指尽量分开,腕关节向下弯屈(背伸)直到手指指向地面;③手指和腕关节向上移动,同时握紧拳头,屈曲腕关节,使拳头尽量指向身体;④屈曲肘关节,并使握紧的拳头尽量靠近肩关节;⑤上臂向外侧移动,仍然保持屈曲肘关节和握紧拳头,将头部向同侧移动,面向拳头;⑥伸直肘关节和手指,腕关节向下弯屈(背伸)直到手指指向地

沪上中医名家养生保健指南丛书

面,缓慢将头部转向对侧肩部。

右上肢完成上述步骤后,左上肢重复步骤①～⑥。

2) 然后,双上肢同时进行。①双上臂向上抬起,达肩关节水平,肘关节屈曲,腕关节屈曲并使手背相贴,手指向下指向地面;②双手向上移动,手掌相贴,手指朝上;③手掌紧贴,移动双上肢使双手位于头上方;④将双手向后移动到头部后方,同时肩部也向后移。⑤双上肢逐渐伸直,并移动到肩关节水平,腕关节向下弯屈,手指握紧拳头;⑥伸直手指,放下双上肢到身体侧方,然后向后移动上肢,腕关节向上弯曲(背伸),向上仰起下颌;⑦双上肢移动回身体侧方,放松整个肢体,轻轻抖动双手。

上述各步骤应连续、缓慢、轻柔进行,根据自身情况,隔数分钟后可重复进行。锻炼的时间可选择在开始工作前、工作间歇、工作结束后等时间段。腕关节有疾患或损伤者不宜采用上述方法,因进行上述锻炼而引起任何不适者,应及时咨询有关医师。

(2) 揉纸团,放松手部

选择质地偏硬的纸,把它搓成一小团,然后展开,再搓成团,不断重复这个动作,不限时间、地点和次数。随手可及的打印纸、报纸等都是很好的选择。当然,手边没纸的时候,用你习惯的任何方法活动或者揉捏手指关节和腕关节,都能奏效。如触摸掌心:伸展开手指,每次用一根手指触碰掌心,同时保持其他手指尽可能伸直。

(3) 自我按摩

1) 按揉外关穴　外关穴取穴时,应让患者采用正坐或仰卧、俯掌的姿势,该穴位于人体的前臂背侧,手腕横皱纹向上三指宽处。用健侧食指和中指按顺时针方向按揉外关穴 1～2 分钟,再逆时针按揉外关穴 1～2 分钟。

2) 按揉阳溪穴　取穴时屈肘,掌心向胸,阳溪穴在腕关节桡侧,拇指向上跷时拇段伸肌腱之间的凹陷中。在大多角骨、桡骨、两筋(即拇短伸肌腱和拇长伸肌腱)间,用健侧示指和中指按顺时针方向按揉阳溪穴 1～2 分钟,再逆时针按揉阳溪穴 1～2 分钟。

3) 按揉合谷穴　用健侧示指和中指按顺时针方向按揉合谷穴 1～2 分钟,再逆时针按揉合谷穴 1～2 分钟。

4) 按揉大陵穴　大陵穴在腕掌横纹的中点处,掌长肌腱与桡侧腕屈肌腱之间。用健侧示指和中指按顺时针方向按揉大陵穴 1～2 分钟,再逆时针按揉大陵穴 1～2 分钟。

5) 按揉阳池穴　阳池穴在腕背横纹中,指总伸肌腱的尺侧缘凹陷处。用健侧示指和中指按顺时针方向按揉阳池穴 1～2 分钟,再逆时针按揉阳池穴 1～2 分钟。

6) 按揉劳宫穴　劳宫穴在手掌心,第 2、3 掌骨之间偏于第 3 掌骨,握拳屈指时中指尖处。用健侧示指和中指按顺时针方向按揉劳宫穴 1～2 分钟,再逆时针按揉劳宫穴 1～2 分钟。

7) 按揉鱼际穴　鱼际穴在第 1 掌骨中点桡侧,赤白肉际处。用健侧示指和中指按顺时针方向按揉鱼际穴 1～2 分钟,再逆时针按揉鱼际穴 1～2 分钟。

(4) 中药熏洗

制乳香 18 克,没药 18 克,透骨草 40 克,伸筋草 40 克,桂枝 40 克,威灵仙 40 克,海桐皮 30 克,五加皮 30 克,鸡血藤 30 克,川芎 40 克。上药加水 2 000 毫升,煮沸后以蒸气熏手腕(保护距离,谨防烫伤)15 分钟,再将汤药倒入盆中,把患腕放于盆上,用浴巾覆盖熏蒸,药液温度降低后,把患腕放进药液中浸泡,并用药渣热敷患处。每日 2 次,每剂 2 日,每次 30 分钟。

本方祛风除湿,舒筋通络,消退神经及周围组织无菌性炎症,降低毛细血管通透性,减轻神经周围粘连,软化瘢痕组织,抑制结缔组织增生而对神经修复及功能恢复起较好的促进作用,主要适用于腕管综合征早期的患者。

(5) 中药外敷

生川草乌、威灵仙、赤芍、蜂蜜或饴糖适量。将上述药物研

成细末,过筛后,用蜂蜜或饴糖调匀成糊状,平推于 10 厘米×8
厘米大小的棉纸上,成膏药状,外敷于局部,绷带包扎固定。隔
日换药 1 次,夏季每日换药 1 次,直至痊愈。

　　本方具有活血化瘀,温经通络,消肿止痛的功效,能够使气
血流畅,改善局部血液循环,消除正中神经水肿和无菌性炎症。

第二十七章
腱 鞘 炎

✚【疾病概况】

　　腱鞘是包于某些长肌腱表面的外套样结构,多位于手足摩擦较大的部位。腱鞘由外层的腱纤维鞘和内层的腱滑膜鞘共同组成。腱滑膜鞘呈双层套管状,分内外两层。内层紧包于肌腱的表面,外层紧贴于腱纤维鞘的内面。内外两层之间含有少量滑液,内外两层相互移行的部分,称腱系膜,内有血管神经通过。腱鞘可起约束肌腱的作用,并可减少肌腱在运动时的摩擦。当手部固定在一定位置做重复、过度活动时,肌腱与腱鞘之间经常发生摩擦,以致水肿、纤维性变,引起内腔狭窄。由于肌腱在腱鞘内活动时通过的径道狭窄,从而出现疼痛和运动障碍,这就是腱鞘炎。腱鞘炎常发生的部位是桡骨茎突处、屈指肌腱处、桡侧伸腕肌腱处、腕关节背侧及腕骨上韧带及肱二头肌长头肌腱处。其中以桡骨茎突部位最常见,而该部位发生的桡骨茎突狭窄性腱鞘炎多见于抱小孩的妈妈们,故又称"妈妈手"。

　　腱鞘炎的主要表现为患者屈指不便,尤以早晨最为明显,但活动几下即有好转。局部有压痛和硬结,严重时可产生弹响,患指屈而难伸或伸而不能屈。在桡骨茎突处有疼痛、压痛和局部肿胀,有时可触及硬块。但要注意,手腕及手痛不一定完全是腱鞘炎的结果,也可能是更严重疾病的征兆。当运动手腕时,若有噼啪声,得小心,这不一定是腱鞘炎的征兆,而可能是关节炎的

沪上中医名家养生保健指南丛书

症状,应让医师检查。

腱鞘炎属中医学"筋痹"的范畴,根据辨证结果,可分为瘀滞型和虚寒型。

✚【养生指导】

腱鞘炎的养生指导原则:发病做好防护,发病后积极治疗,注意保养,减轻不适,促进康复。

一、发病前预防

1. 养成良好的劳作习惯

在抱孩子、洗衣、做饭、编织毛衣、打扫卫生等家务劳动时,要注意手指、手腕的正确姿势,不要过度弯曲或后伸。提拿物品不要过重,手指、手腕用力不要过大。连续工作时间不宜过长,工作结束后,要揉搓揉搓手指和手腕,再用热水泡泡手。

2. 注意保暖

冬天洗衣服时最好用温水,下雪后扫雪也要戴上棉手套,防止手部受寒。

3. 注意手腕的姿势及活动

对于长期伏案办公的人员来说,应采用正确的工作姿势,尽量让双手平衡。手腕能触及实物,不要悬空。手腕关节做适度的旋转或将手掌用力握拳再放松,来回多做几次,或将手指反压或手掌反压几下,都可以有效缓解手部的酸痛。

4. 睡前取下戒指

对于戴戒指的人来说,每日睡前摘下戒指,有助于改善手指血液循环,减少腱鞘炎的发生。

5. 适度进行乒乓球运动

导致腱鞘炎发生的主要原因是手部长时间重复固定动作、腕关节用力不当,导致供血不足和肌腱与腱鞘过度磨损。而乒乓球运动中的击球动作、回球路线变化多端,关节运动随机性强,可以使全身关节得到锻炼,且负荷适中。因此,腱鞘炎易发人群定时进行乒乓球运动的锻炼,如在工间、下班后进行乒乓球运动,可以有效缓解腕关节疲劳和预防腱鞘炎发生。

二、发病后养护

1. 温水洗手

养成劳作后用温水洗手的习惯,不宜用冷水,适时活动手,并自行按摩。得了此病,贵在早治,以免迁延成慢性。

2. 注意营养

多食蔬菜,如青菜、芹菜等。多食富含蛋白质及钙质食物和瘦肉、鸡肉、蛋、豆浆等。可以吃一些橘子、苹果、生梨、山楂等,以补充维生素和均衡营养。可以服用维生素 B_6,用量按产品标示,有助于缓解手腕痛。

3. 注意劳作姿势

抱小孩时最好是两侧手臂交替进行,不要过久保持一种姿势。此外,抱孩子时尽量将重心放在前臂,手腕不要过度用力。

4. 适时活动,并自行按摩

1) 旋转手腕　当刺痛开始时,可以做些温和的手部运动以缓解疼痛。旋转手腕是简单的运动之一,转动手腕约 2 分钟,可以运动所有的腕部肌肉,恢复血液循环,并消除手腕的弯曲姿势。

2) 抬起手臂　抬起手,高过头部,一边旋转手臂一边旋转手腕。如此帮助肩膀、颈部、上背调整位置。

3) 转动头部　工作间隙应休息一会,将手摆在桌面,旋转头部 2 分钟,向前及向后弯脖子,用头点两肩,扭一扭脖子,看左肩,看右肩。

4) 握拳练习　轻轻握起拳头,然后张开,将手指伸直。如此反复练习,有助于缓解刺痛。

5) 定时运动　每日运动及松弛所有酸痛肌肉是很重要的,

沪上中医名家养生保健指南丛书

即使未感觉疼痛。前面介绍过的局部运动,每日至少应练习4次。

6) 将手抬高　休息时避免使手低于肩膀。以桌面支撑手肘,或将手肘靠在椅把上,保持手朝上,这是有益的休息姿势。

7) 避免手臂下垂　睡觉时,保持手臂靠近身体,且手腕不弯曲,如果让手垂在床边,将增加手的压力。

8) 小心使用工具　使用工具时,勿将压力集中于手腕基部,尽量使用手肘及肩膀。

5. 按摩调养

本病早期采用推拿治疗疗效较好,病程长者,推拿治疗疗程较长,也易反复。治疗期间应减少腕指部活动,配合中药浸洗,以促进局部炎性渗出物的吸收。本文介绍的按摩方法,有止痛消肿、剥离粘连、撕裂狭窄、恢复滑动的作用。但取得疗效的程度与病理变化的轻重、术者手力的大小、次数多少有一定关系。

(1) 桡骨茎突狭窄性腱鞘炎的手法治疗

1) 准备手法　按压合谷、阳溪、阳谷、曲池、小海、天鼎、缺盆、中府、极泉穴。顺序操作,用力宜均匀适当,每穴按压半分钟左右。

2) 治疗手法　术者先以一指禅推法在患侧桡骨茎突部周围推动3～5分钟,以右手示、中二指夹持患者拇指近侧节,用拇指及示指持握其他4指向下牵引。在右手的牵引下,术者将患腕向尺侧极度偏曲,左手拇指压于桡骨茎突部伸拇短肌及外展拇长肌的腱鞘。拇指用力向掌侧推按、挤压,手腕同时向掌侧屈曲,继而背伸,随后拇指在原处轻轻揉按。在腕部涂以红花油,从第1掌骨背侧,行擦法,直至前臂,以热力深透为度。然后,再以搓、揉、抖、拉上臂和腕部,结束治疗。

(2) 拇长屈肌腱和指长屈肌腱的狭窄性腱鞘炎的手法治疗(以拇指为例)

1) 准备手法　同(1)。

2) 治疗手法 术者以左手握腕,右手拇、示指呈前后位捏住患指,做对抗牵引。术者左手拇、示指用力捏住患指掌骨头两侧,右手拇及示指呈前后位仍捏住患指近节远端,两手做对抗牵引,牵引时屈曲其掌指关节。术者左手紧握整个患指,以右手拇指指前部在鱼际部,即狭窄腱鞘的前侧上下抒按,再做三点按压,反复3~4次。在牵引下,右手拇指压于狭窄部。术者左手紧握患指向外侧旋转,同时右手拇指用大力向内上方推挤其狭窄部。此动作必须两手协调进行,右手拇指向外上推挤时力度要大。然后,以右手拇指在患部轻轻揉按半分钟,结束手法。

6. 中药外敷

1) 白芥子适量,红糖少许,二药的用量之比为1∶10。将白芥子研成细末,加红糖调匀,加温开水调成糊状,外敷时视炎症的大小,取1块胶布,在胶布的中央剪一个与炎症范围大小相当的圆孔,将胶布贴于炎症范围压痛最明显的地方,然后在胶布圆孔放入适量药糊,外用敷料覆盖,用胶布固定。贴3~5小时,敷药处有烧灼或蚁行感时,将药去掉。一般再过3小时,贴药处会有水疱。这时候保护好水疱,待其自然吸收,防止弄破水疱引起感染。经7~10日水疱完全吸收后,疼痛消失。

2) 生栀子12克,生石膏40克,桃仁12克,红花12克,土鳖虫9克,共研为末,用75%酒精浸湿,1小时后加适量的蓖麻油调成糊状备用。使用时将此药膏涂于纱布敷贴患处,用胶布固定即可。隔日换药1次,一般1~2次可有疗效。

3) 地鳖虫60克,半夏40克,红花12克,全蝎12克。研成细粉,加米酒浸泡2周,外搽患处,以局部发热为度。可以活血消肿。

7. 中药熏洗

1) 伸筋草60克,豨莶草60克,海桐皮60克,五加皮40克,续断40克,当归30克,川椒30克。将上述药物兑水1 000~1 500毫升,文火熬煎,冷却至50℃左右(以不烫伤皮肤为标准

沪上中医名家养生保健指南丛书

温度)后,将患指或腕部浸泡于药液内,每浸泡数分钟后将患指或腕部反复屈伸数分钟,又浸泡,再活动,如此交替进行30～60分钟,若药液温度降低时可加热。每日2～3次,5日为1个疗程,不愈可连续进行3个疗程。

2) 透骨草20克,伸筋草20克,威灵仙20克,桂枝20克,花椒15克,红花15克,桃仁15克,当归20克,白芷20克,干姜18克。将上药共放入盆内,加温水约3 500毫升。浸泡2小时,然后放炉火上加热煮沸30分钟。把患处置药盆上方,热气熏蒸30分钟,待药液温度适宜时,再将患处置药盆内浸泡、烫洗30分钟。每日早晚各熏洗1次,每次约1小时。每剂药用1天,治愈为止。药液熏洗要防止烫伤,在熏洗同时配合局部手法按摩,可提高疗效。

3) 川乌18克,草乌18克,川芎40克,川断40克,鸡血藤40克,当归40克,艾叶30克,伸筋草40克,透骨草40克,薄荷18克,威灵仙40克,青风藤40克。将上药加水3 500毫升煎煮,开锅后再煎15～20分钟,然后将上药液倒入盆内,先熏后浸洗,每次30分钟,每日2次。也可将上药装入布袋内入锅内加少量水煎煮,开锅后15分钟,将布袋拿出待温和时置于患部热敷,药液可用纱布蘸洗患部。每日3次,每次15～20分钟即可,5剂为1个疗程。

腱鞘炎患者要注意患部的休息。由于腱鞘炎是反复过度摩擦引起的炎症,因此一定要避免过量手工劳动的方式。预防时要注意正确的工作姿势,避免关节过度劳累,定时休息。

第二十八章
踝关节扭伤

✚【疾病概况】

　　踝关节扭伤是一种常见的软组织挫伤性疾病,由于踝关节特定解剖关系及功能,多系强力的外翻和内翻扭转使韧带损伤所致,很少有外力打击引起者。本病的主要临床特点为踝部肿胀、剧痛及踝关节功能受限,X线摄片无特殊显示。踝关节扭伤的原因是运动时超出了踝关节的活动范围,致使韧带受到过度的牵拉扭转。其病理变化是韧带撕裂、局部出血、组织液渗出。主要临床表现为肿胀、疼痛,皮下瘀血,踝关节腔压力增高,踝关节运动障碍,以屈伸及内翻活动障碍为主。

　　踝关节在跖屈时,也就是做踮脚这个动作时,往往脚会向内翻,即脚心翻向内。由于踝关节特有的解剖结构,这时踝关节不能很好匹配,处于"灵活有余,稳重不足"的不稳定状态。所以,在做踝关节跖屈如下楼梯、下山、起跳后落地等活动时,如果失去平衡,就容易引起关节内翻,导致踝关节内翻损伤,即踝外侧扭伤。这时,踝关节内的软组织受到挤压撞击,出现软骨面损伤、滑膜肿胀,使踝关节周围肿胀、瘀血。如果未能及时进行正确治疗,就会出现踝关节外侧支撑强度下降,关节本体感觉减退。这样,踝关节的不稳定状态就会加重,踝关节容易再次扭伤,出现疼痛、肿胀、步态不稳等慢性期症状,并可引起其他关节损伤,出现连锁反应。

沪上中医名家养生保健指南丛书

【养生指导】

一、发病前预防

1. 加强对预防踝关节损伤的认识

中老年人可以通过读、听、看等方式,了解更多有关踝关节扭伤的常识,熟知导致踝关节扭伤的危险因素,了解中老年人适宜的运动方式及运动强度,树立安全意识,学会自我防护,降低运动损伤的发生率。

2. 选择合适的鞋子

鞋子介于人体脚板与地面之间,缓冲下肢对地面的缓冲力,给下肢提供适当的稳定性与贴地性。对于登山的人来说,选择一双高帮优质登山鞋是必不可少的,少穿高跟鞋,尤其是尖跟鞋。有习惯性扭伤史者,可以穿戴护踝、缠绷带或选用舒适的高帮鞋。

3. 避免危险动作

上下楼梯把持扶手,不在凹凸不平的地面或楼梯上追赶。

4. 加强锻炼

多进行增加踝关节周围肌肉力量、增强踝关节稳定性和协调性的锻炼,如跳绳、平地慢跑等。

5. 选择合适的穿戴和安全的运动场地

运动时要着装轻便,衣服面料要有一定弹性,衣服过紧过松都不适合体育运动。必要时可使用绑腿带,绑腿带可以给曾经受伤和松弛无力的踝关节提供良好的支撑。良好场地的维护往往比选择一双合适的鞋子更重要,脚踝扭伤的祸首也往往仅是一颗石头、一块突起的小泥巴或是一个坑洞。在户外环境中,要求良好的场地是不可能的,但是在行走的过程中可以选择相对平整的路面行走,在多石多坑地带,要尽量集中精力,不要一边行走一边做其他事情来分散注意力,并且及时调整行走速度。

在多石的下坡路面,尽可能避免跑步等危险动作。

6. 注意适当的热身运动

良好的热身准备活动对于任何体育运动都是必要的,它可使运动者的心、肺、肌肉、关节和思想上为强度较大的体育锻炼做好充分准备,尤其是在寒冷季节。当然,准备活动应适量,以自感发热、微微出汗为好,准备活动做得好可明显降低踝关节扭伤或骨折的发生率。

二、发病后养护

1. 早期养护

踝关节扭伤的早期是指伤后 72 小时内。早期治疗对于任何软组织损伤都是至关重要的,可明显缩短恢复时间,同时为日后完全康复创造条件。对于踝关节扭伤早期最有效的治疗如下。

(1) 休息与限制运动

休息、限制运动对于踝关节扭伤是很重要的,限制运动可以防止进一步损伤,休息则减慢血液向踝关节的流速,从而减少出血,避免肿胀进一步加重。

(2) 冰敷

冰敷是扭伤早期最重要的处理环节,可以最大程度减少出血、水肿和疼痛,因此在受伤后 72 小时内一定要冰敷。各种冰块、冰袋及冷冻制品都是可以用的,甚至用刚从水龙头上接到的冷水来敷都比什么都不做要好。

(3) 加压包扎

加压可以达到两个目的。首先,可以减少踝关节周围出血和减轻水肿;其次,对踝关节可以起到一定支撑作用。扭伤后可以用一个略宽些的弹力绷带将小腿和踝关节缠起来,当然缠的时候不能压力过大而影响循环。

(4) 抬高患肢

沪上中医名家养生保健指南丛书

简单地说,在扭伤后尽可能将受伤的踝关节抬高,高于心脏水平。患肢抬高对减轻出血和水肿会有明显帮助。

(5) 转诊治疗

如果伤得很重,就需要转诊到正规医院就诊,最好找专职理疗师或专业的运动医学医师,以明确损伤程度和范围,作出精确的诊断,实施正规治疗。

2. 康复期的养护

踝关节扭伤导致韧带损伤后,人们都希望再长出新的韧带,但实际上是不可能的。韧带损伤部位由瘢痕组织来修复,而瘢痕组织是由非常脆的、硬的纤维组织构成,其强度远远比不上韧带。同时,瘢痕组织还会挛缩和变形,所以不但强度达不到,而且弹性也很差,影响踝关节功能恢复。有些人甚至能看到或摸到这些皮下瘢痕。要去除这些令人烦恼的瘢痕组织,达到关节功能完全恢复,就需要正确的康复治疗。

(1) 坚持活动练习

大部分水肿会在 72 小时以后开始减退,此时就该开始轻微活动。一些毒素和废物会随着运动损伤而堆积在体内,淋巴系统是清除体内毒素和废物的关键。轻微活动不仅能促进血液循环,还可以激活淋巴系统,运动是激活淋巴系统的重要途径。当然,在活动时要注意,千万不要做任何对受伤部位有损伤的动作。活动时可能有些不舒服的感觉,适当活动但不要过度,因为距离康复还有一段时间,必须循序渐进。

(2) 找理疗师进行康复治疗

一般来说,扭伤的韧带在 2 周就会痊愈,但这并不代表完全好了,因为愈合的韧带强度已不如受伤前,而且在受伤时,一些周围的软组织以及感觉细胞也同时跟着受伤并且丧失功能,所以必须进行物理治疗以重建脚踝原有功能。在愈合期时,物理治疗方面可以电疗、热疗、水疗达到止痛、消肿、促进愈合的功效。至于运动治疗方面,主要分为以下 3 类,这也是物理治疗的重点所在,简述如下。

1) 肌肉拉伸运动　主要拉的是小腿后肌肉群,由于小腿后肌肉群的松紧度会影响走路时脚板适应地面变化的能力,所以为之。肌肉拉伸的方式可以"弓箭步"或是"站三角板"等方式。

2) 本体感觉训练　研究报道,脚扭伤的同时也可造成本体感觉的丧失,而本体感觉影响最大的就是平衡能力的好坏。最简单的训练方式就是练习"金鸡独立",睁眼单脚站立为初级,闭眼单脚站立为高级。一般来说,可单脚站立(睁眼及闭眼)超过30秒即可视为正常。

3) 脚板外旋肌肌力训练　脚踝扭伤中以脚板内翻扭伤占绝大多数,所以扭伤的组织均以外侧为主,产生的结果就是外侧的韧带较松、肌力较弱。相对的,就要以训练脚踝外侧的肌肉力量来代偿松掉的韧带。

除此之外,依照个人状况以及需要的不同,物理治疗师会设计不同的运动以及训练方式,以期能尽快恢复脚踝的功能并预防脚踝再次扭伤。

(3) 康复治疗过程中补充足够的液体

康复治疗过程中补充足够的液体,有助于体内废物的排出。

(4) 自我康复

1) 促进足踝柔软性康复　①立位,保持膝关节绷直,拉伸跟腱,每次拉伸持续30秒;②立位,膝关节轻轻弯曲,拉伸小腿肌肉,持续30秒;③坐位,屈髋屈膝,双手以虎口环抱患足按捏足及踝,同时可向外侧(小趾侧)揉捏足及足趾,揉捏方向沿着骨的方向自踝部指向足趾远端。

2) 增强肌力　①双足伸入一定强度的橡皮圈或类似的弹力圈中(可自行用松紧带缝制),健足踩住皮圈,患足向上跷起;②双足伸入橡皮圈或类似的弹力圈中,同时用力向外侧分开,每个动作至少做30次,直到有疲劳感为止;③坐在凳子上,足背用力向上跷起,然后放松恢复原位;④双足分开,双膝内收靠

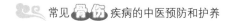

拢,同时双足底向外侧翻转,即外翻;⑤患足足底踏一毛巾,足趾回收,做抓捏毛巾的动作,反复多次。

(5) 自我水疗

使用冷热交替式水疗,其方法如下:先将患部浸在 38～40℃水中,在不痛的范围内活动 4～6 分钟,立刻改浸在 10～16℃冷水中 1～2 分钟,再回到热水中活动。如此冷热交替各做 5 次,最后 1 次须浸在热水中。完毕后将患部抬高,活动 5 分钟,后绑上弹性绷带。上为一次完整的冷热交替式水疗,每日做2～3 次,1～2 周可完全消肿。

进行自我水疗时要掌握 3 个原则:①第 1 次和最后 1 次都要浸泡在温水中;②浸在温水中时最好活动脚踝,但仍要在不痛的范围内活动;③浸温水的时间要比浸冷水的时间长。

图书在版编目(CIP)数据

常见骨伤疾病的中医预防和护养/施杞主编.—上海:复旦大学出版社,
2013.10(2015.7 重印)
(复旦·养生.沪上中医名家养生保健指南丛书)
ISBN 978-7-309-09820-4

Ⅰ.常…　Ⅱ.施…　Ⅲ.骨疾病-中医治疗法　Ⅳ.R274

中国版本图书馆 CIP 数据核字(2013)第 137596 号

常见骨伤疾病的中医预防和护养
施　杞　主编
责任编辑/贺　琦

复旦大学出版社有限公司出版发行
上海市国权路 579 号　邮编:200433
网址:fupnet@fudanpress.com　http://www.fudanpress.com
门市零售:86-21-65642857　团体订购:86-21-65118853
外埠邮购:86-21-65109143
常熟市华顺印刷有限公司

开本 890×1240　1/32　印张 7.375　字数 175 千
2015 年 7 月第 1 版第 2 次印刷

ISBN 978-7-309-09820-4/R·1319
定价:25.00 元